序　文

　本書の前身は，栄養士・管理栄養士教育を柱とした2004年刊行の『Nブックス 健康管理論』（苫米地孝之助 編著）および，2014年刊行の同書の改訂版（苫米地孝之助 監修・宮城重二 編著）である。その初版から20年，改訂からもさらに10年を数え，その間，健康管理に関わる栄養・保健・医療・福祉に関連する情勢は日本国内および世界レベルにおいても変化し，それに伴い健康管理学は学問としても著しく進歩した。対象となる人々の健康管理に関わる職種としての医師，看護師・保健師，管理栄養士（栄養士）・理学療法士等の医療保健分野に加え，スポーツや身体活動分野の指導者育成と医療保健分野の職種との連携が重要になってきている。そこで本書は，『栄養・スポーツ・保健分野のための 健康管理概論』と題し，内容を一新するとともに，各分野において，実践と研究を行うとともにそれらの人材の育成に携わる10名の専門家に執筆を依頼した。統計情報や法令に関して全面的に改正された最新のものを学修できるようにしたほか，「身体活動・運動」については章を独立させ記述を充実し（第4章），また「国際保健」についても新たに章を設けた（第9章）。さらに，国際的な健康危機となった新型コロナウイルス感染症（COVID-19）への対処策や，コロナ禍後の状況を見据えて，その他の感染症への対応も取り上げた。またこれらの職種の国家試験出題基準に準拠するように，近年重要視されている事項を取り上げた。加えて，新しい分子遺伝学の潮流も取り入れ，健康管理に関連する知見をコラムで紹介している。

　健康管理とその教育は実践的な学問である。国際的政策のアルマ・アタ宣言やオタワ宣言などさえ，いまだに目標が未達成である。わが国においても2000年に始まった「健康日本21」は，健康寿命の延伸など一定の成果を挙げたが，目標値に到達できない項目が多く，2024年度からはそれらへの評価を踏まえた対応を含めた第3次対策が始められようとしている。これらの目標達成においては，さらなる保健医療分野の専門職およびスポーツ・身体活動向上を図る指導者の教育に基づく実践が重要となる。編集者ならびに著者を代表して，本書がそれらの専門職および指導者を目指す学生諸君の学びに役立つことを願っている。

　2024年4月

監修者　香川　靖雄

目　次

第 3 章　健康に影響する生活要因　　　　　　　　　　　　　　　*47*

第 4 章　生活習慣要因としての身体活動と運動の予防効果　　　*65*

第5章　健康を阻害する疾病の予防　　　　　　　　　　　　　*83*

第6章　健康づくりの施策　　　　　　　　　　　　　　　　　*105*

第 7 章　健康管理の進め方　　　125

第 8 章　EBMに基づく健康管理　　　　*161*

第1章 健康と健康増進

■ 1. 健康の定義

1.1 WHO の定義

（1）主観的健康感

　健康の自覚，すなわち主観的健康感の具体的例は「あなたは健康ですか？」の答えである。この問いに約 9 割のアメリカ人は「私は健康（I am fine）」と答えるが，日本人は約 3 割しか「健康です」と答えない（図 1-1）。しかし，2021 年の平均寿命はアメリカ人男性が 73.2 歳，女性が 79.1 歳なのに対して，日本人は男性が 81.5 歳，女性が 87.6 歳と世界 1 位であり，各国の主観的健康感の割合とは大きく異なる。また，個人の健康感の根拠となる数値はあいまいで，気分には変動も大きい。SNS の普及等によって，様々な健康情

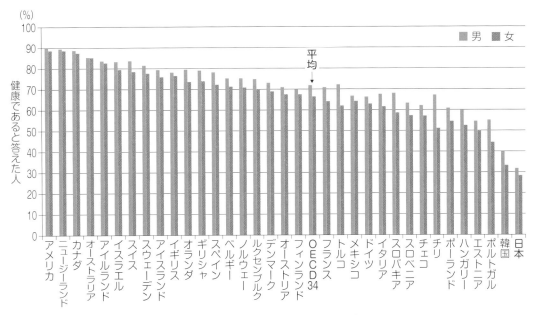

図 1-1　健康と感じている人の割合

出典）Percentage of adults reporting to be in good health 2011（or nearest year），OECD Health at a glance 2013.

表 1-1　世界保健機関（WHO）の健康の定義

> 　健康とは，病気ではないとか，弱っていないということではなく，肉体的にも，精神的にもそして社会的にも，すべてが満たされた状態にあることをいいます。
> 　人種，宗教，政治信条や経済的・社会的条件によって差別されることなく，最高水準の健康に恵まれることは，あらゆる人々にとっての基本的人権のひとつです。

特徴①：社会的健康の規定（社会的に良好な状態）
　　　　⇒（その人なりに）社会的役割が果たしうること
特徴②：積極的健康の規定（単に病気や虚弱でないということではない）
　　　　⇒病気や虚弱でない状態を消極的健康だとすればその上である
特徴③：基本的権利としての健康の規定（基本的権利のうちのひとつである）
出典）世界保健機関憲章（Constitution of WHO）前文，1946.

　報が伝えられるが，群盲が象を撫でてその部分で象を推定するように，断片的知識に基づく健康感では，心身全体の健康を判断することはできない。本書では健康について，全体を見据えた体系的な知識を獲得することを目標とする。

　主観的健康感は，客観的な健康とは異なるので，全人類に適用できる健康の定義および考え方が必要になる。そのため，健康の定義として広く引用されるのが，「**世界保健機関**（WHO：World Health Organization）の考え方」である（表 1-1）[1]。つまり，健康とは身体的，精神的および社会的に完全に良好な状態であると定義されている。WHO は，健康を全人的な側面からとらえ，人々が最大限の健康と幸福を追求できるよう支援することを目指している。**身体的健康**とは，身体的な病気がない，障害がない状態，**精神的健康**とは，精神疾患（心の病）がない，うつや悩みがない状態といえば具体的に理解できる。しかし，社会的健康はわかりにくい。この社会的健康（社会的によい状態）を特記したことが WHO の全人的な健康の定義の中で高く評価されている。表 1-1 の下にあるように WHO の健康の定義の特徴は，①社会的健康，②積極的健康，③基本的権利としての健康の 3 つの項目であるので，これらについて以下に解説する。

（2）社会的健康

　社会的健康（social health）は，個人が社会的な連携をもち，他の人々との関係を築き，社会的な支援を得ることによって促進される健康の側面を指す。個人の役割は「社会的役割を果たせること」であり，社会で期待される役割を果たすことが重要である。社会的健康の重要性は，個人の心理的な健康や生活の満足度，生理的な健康指標，病気の予防や回復力に影響を与えることが研究によって示されている。孤立や孤独感，社会的排除，人間関係の問題などの課題がある場合には，社会的健康が損なわれる可能性がある。個人や地域社会の社会的健康を促進するためには，**相互協力**（互助）の包括的な社会的環境が重要であり，社会的連携を強化し，地域社会の参加を促進する試み，健康に対する社会的な支援体制の整備が含まれる。社会的健康は，個人の健康と幸福の視点から考えることが重要であり，社会的連携と支援が鍵となる。

（3）積極的健康

　積極的健康（positive health）は，健康を単に病気や障害がないという状態だけでなく，個人の健康と幸福の総合的な視点からとらえる健康の側面をさ指す。この概念は WHO によって提唱され，伝統的な疾患中心のモデルに代わり，人々が健康と幸福を促進するための行動を重視する。積極的健康を実現するためには，病気の治療だけでなく，身体機能（bodily function）の充実，精神的健康（mental health），生きがい（meaningfulness），生活の質（quality of life），社会参加（participation）などの要素を考慮する必要がある。個人が自己の健康に積極的に関与し，心理的健康の向上，ストレス管理，適切な栄養・運動，ライフスタイルの改善などを重視する。

（4）権利としての健康

　権利としての健康（right to health）は，国際人権法において認められている基本的な人権の視点からとらえる健康の側面を指す。WHO では，健康とは「何人もが有する基本的権利のうちのひとつである」と定義している。健康は人間の尊厳と幸福にとって重要な要素であり，個人が最大限の身体的，精神的，および社会的な健康を享受する権利をもつとされている。人種，宗教，政治信条や経済的・社会的条件によって差別されることなく，最高水準の健康に恵まれることは，あらゆる人々にとっての基本的人権の要素である。この権利は，WHO を含む国際的な人権文書において明確に規定されている。例として，1948 年に採択された「世界人権宣言」の第 25 条は，健康を含む社会的な権利を保護するものとして重要である。また，1966 年の「国際人権規約」の第 12 条も，健康に関する権利を保障している。権利としての健康は，以下のような要素を含んでいる。

① **医療へのアクセス**：すべての人が適切かつ必要な医療サービスにアクセスできる権利をもつ。これには，予防措置，治療，医薬品，予防接種，性教育などが含まれる。

② **医療の質と安全性**：医療サービスは適切な品質と安全性をもつ必要がある。適切な診断，治療，薬剤の提供，感染予防，患者のプライバシー保護などが重要な要素となる。
　健康は権利であるとともに，自己の健康を守る義務がある。医者に医療を求めることは権利であるが，同時にセルフケアや医者の指示を守ることは義務である。現代は生活習慣病が増えており，健康を守る義務が重要である。医学の進歩も患者の義務がなければ効果を発揮できない。したがって，健康は「権利でかつ義務である」といえる。さらに進んで「養生訓」を著した貝原益軒は，健康の保持・増進は倫理であるとしている。

1.2　日本における健康の定義

（1）日本国憲法

　日本国憲法第 25 条は，「すべて国民は，健康で文化的な最低限度の生活を営む権利を有する」，「国は，すべての生活部面について，社会福祉，社会保障及び公衆衛生の向上及び増進に努めなければならない」と定めている。この条文は WHO の健康の定義とも合致し，国民に十分な生活水準と健康を維持する権利を保障している。国は社会全体の福祉と

公衆衛生を向上させるために努力する責任を負い，健康増進や社会保障制度の整備を行っている。国民の健康と福祉向上に取り組む一方で，個人の権利と自己責任を尊重する社会を実現することが重要である。

（2）健康増進法

　健康増進法は，国民の健康の増進を図るための基本的な法律である。健康増進法第 2条には，「国民は，健康な生活習慣の重要性に対する関心と理解を深め，生涯にわたって，自らの健康状態を自覚するとともに，健康の増進に努めなければならない」と記されている。健康を保持・増進するための国民の努力が求められ，「自分の健康は自分で守る」という義務が強調されているこの法律は，健康づくりに関する施策を総合的かつ計画的に推進することを目的としている。具体的な内容としては，健康づくりの指針の策定や啓発活動の推進，地域における健康増進のための施策の展開などが含まれる。国，地方自治体，関連団体，企業などの連携・協力による国民の健康増進および生活習慣病予防の推進も強調されている（第 6 章 p.107 参照）。

（3）国民健康会議

　「**国民健康会議**」は 1984（昭和 59）年に厚生大臣（当時）の私的諮問機関として発足し「これからの健康意識と社会のあり方」について提言し，「**病気と共生する健康**」への意識変革を強調した。高齢者には何らかの異常があるので，「無病息災」を健康だとすると，高齢者の多くは病人になる。そこで「一病息災」も健康だと考えようと提案した。例えば，糖尿病と診断されてもそれで病死することはない。糖尿病で怖いのは合併症であり，疾病管理を正しく行えば，合併症は予防できる。要するに，病気と共生する健康という考え方ができる。

　国民健康会議の健康に対する考え方は，次のような特徴をもつ。まず，健康を総合的な観点からとらえており，身体的・精神的な健康の状態や社会的な側面も重視している。予防医学の重要性を強調し，病気や障害を未然に防ぐための取り組みや早期発見・早期治療のための健康診断を推進している。健康づくりの普及と啓発も行い，個人の自己管理や生活習慣の改善，適切な栄養摂取，運動の重要性を啓発している。さらに，地域との連携を重視し，地方自治体や医療機関，保健所などと協力して地域の健康増進に取り組んでいる。

（4）その他の法規と健康予防管理専門士

　そのほか，学校教育においては**学校教育法**が体力づくりや栄養に関する指導などを，また，**学校保健安全法**が健康相談，健康診断，感染症対策，学校安全などといった学校における健康管理について定めている。第 4 期教育振興基本計画（2023）では「ウェルビーイングの向上」を図るとし，「健やかな体の育成，スポーツを通じた豊かな心身の育成」などを目標として掲げている。企業従業員などに対しては，**労働安全衛生法**により健康診断の実施やメンタルヘルスの確保，職場環境の改善などが規定されている。

　また，健康の保持と増進を進める具体的な方法など，健康予防管理・指導の専門知識・技術を身につけ，企業や自治体等と協力して，地域住民の健康維持・増進に向けた指導を行う認定資格として，**健康予防管理専門士**という資格も創設されている。

■2．健康の成立条件

2.1　主体，病因，環境の3条件

（1）3条件のバランスのよい状態

　健康の成立に関して，一般的には以下の3つの要素が考えられる（図1-2）。

① **主体**（individual）：個人の性，年齢，人種，遺伝，免疫や性格，生活習慣，行動などが健康に影響を与える。従来は素質と呼ばれた実体は，各個人の遺伝子多型に基づくことが解明されている。さらに持病の有無，身体的な能力や免疫機能などが主体としての要素である。

② **病因**（causation）：細菌やウイルスの感染のほか，慢性疾患，遺伝的な疾患，生活習慣病など，様々な病因がある。

③ **環境**（environment）：主体を取り巻く生活環境や社会的な要素も健康に大きな影響を与える。物理的，化学的，社会的，経済的，生物的な環境に加え，教育や，社会的なサポートなどが挙げられる。これらの要素は個人の健康に影響を与えるだけでなく，集団や社会全体の健康にも関与する。

　以上の3条件のバランスを保つこと（平衡）が健康を保持・増進することになる。

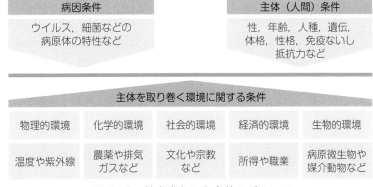

図1-2　健康成立の3条件のバランス

（2）3条件のバランスの崩れ

　3条件のバランスが崩れたときに病気となる。しかも，そのバランスの崩れ方には，以下の場合が考えられる。

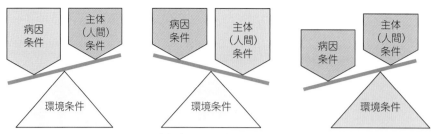

図1-3　健康成立の3条件のバランスの崩れ

・病因条件が重くなる：かぜとインフルエンザでは，インフルエンザに罹ったほうが重症化する場合などである（図1-3左図）。

・主体条件が重くなる：病気の予防接種をした場合としない場合では，しないほうがその病気に罹りやすい場合などである（図1-3中央図）。

・環境条件が主体側に不利になる：家庭・職場などに喫煙者が多い環境であれば，受動喫煙による健康影響がある。また，環境破壊によって，紫外線量が増して皮膚がんが発生しやすい場合などである（図1-3右図）。

（3）疾病予防対策

　主体，病因，環境の3条件のうち，いずれかの条件に優先的に対策をとることで，効果的な疾病予防が可能となる。例えば，予防接種が開発されている疾病では，予防接種をして主体条件を良好にする。また感染症の場合は，殺菌・消毒など病因条件に対する対策が優先される。しかし，結核やエイズなどは感染してもただちに発病するものではない。主体側の免疫力の低下によって発病が促進される。この場合は，結核菌やエイズウイルス（HIV）に対する薬物療法など（病因対策）とともに，主体側の免疫力や栄養状態などの向上（主体対策）も同時に強化することが大切である。

2.2　生物医学モデルと生物心理社会モデル

　健康の成立条件および疾病の発生モデルとして，これまで生物医学モデルが活用されてきた。しかし近年は，同モデルに心理的・社会的な側面を加えた生物心理社会モデルが重視されている（図1-4）。そして，**健康の社会的決定要因**という観点から，健康や寿命について，**社会格差**の影響も注目されてきている。

（1）生物医学モデル（医学モデル）

　生物医学モデルは，健康と疾病を生物学的な要因に焦点を当てて説明するモデルである。このモデルでは，疾病は生物学的な異常や病理学的な過程によって引き起こされると考える。例えば，遺伝子の変異，細菌やウイルスの感染，器官の損傷などが疾病の原因とされる。生物医学モデルでは，疾病の診断と治療は主に生物学的な方法に基づいて行われる。生活習慣病の例では同モデルでは生活習慣（危険因子）が生活習慣病の原因であり，生活

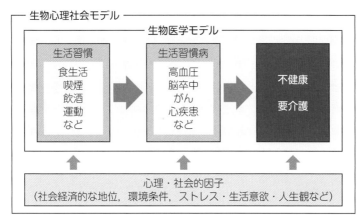

図1-4　生物医学モデルと生物心理社会モデル

習慣病によって不健康および要介護になると考える。そして，その予防・対策には，危険因子を改善・制限・除去することが重視される。例えば，要介護の原因疾患としては脳血管疾患が問題視される。脳血管疾患の危険因子は高血圧であるとし，減塩指導や禁煙などの対策がとられる。しかし，同モデルでは疾病や要介護を生活習慣で説明し，心理・社会的因子を軽視しがちである。

（2）生物心理社会モデル

　生物心理社会モデルは，健康と疾病を生物学的な要因だけでなく，心理的，社会的，環境的な要因も考慮に入れて総合的に説明するモデルである。なぜなら，人間は生物的な存在であるだけではなく，社会的存在，心理をもつ存在であるからであり，健康もまた，社会経済状態などの社会的な要因によっても影響を受ける。このことを健康の社会的決定要因と呼ぶ。

　生物心理社会モデルでは，心理・社会的因子を生活習慣，生活習慣病，不健康および要介護への影響因子として位置づける。具体的には生物学的な要因だけでなく，個人の心理的な状態（ストレス，うつ状態など）や社会的な要因（経済状況，社会的サポートの有無など），環境要因（生活環境，仕事環境など）が健康と疾病に影響を与えると考える。例えば，社会経済的な困難を抱えていると，食生活の質が低下し，重篤な状態に至ってから病気に気づき，要介護にもなりやすいということが考えられる。したがって，疾病の予防および対策という場合，生活習慣の改善のみに注目するのではなく，生活習慣，生活習慣病および要介護のいずれに対しても，その影響因子として心理・社会的因子をも重視すべきということになる。治療や予防の方法も，生物学的，心理的，社会的な要素を総合的に考慮する。

　これらの2つのモデルは，健康と疾病の理解と予防，治療において相補的な視点を提供する。生物医学モデルは，病理学的なプロセスと生物学的なメカニズムを重視し，疾病の診断と治療に有用である。一方，生物心理社会モデルは，生活環境や心理的な要因を考

慮することで，疾病の予防や総合的なケアにより効果的な方法を提供する。また，社会格差に注目することは，健康政策上の課題を示しうるといえる。

■3．健康増進の概念と歴史

3.1 歴　　史

（1）古代の健康増進の概念：経験医学の確立

　約1万年前に人類社会は農耕文化に入り，食糧獲得は全個人から農民の仕事となり，社会には医師をはじめ多くの職業が誕生した。疾患を悪魔の罰と考える**呪術医学**を排し，疾患の経過や治療成績の記録に基づいた**経験医学**を樹立したヒポクラテスは，医学の父とも呼ばれている。彼は健康と疾病について，健康はバランスのとれた状態であり，疾病は4つの体液の不均衡によって引き起こされると考えた。特に疾病の発生は，個々の体質や生活習慣や環境要因が健康に関連していることを重視し，食事，運動，睡眠，気候などの要素が健康増進に与える影響を予防や治療にも応用した。さらに健康増進の心理的な要素も重視し，個人の精神的な状態や心の安定に観劇なども試みた。この古代ギリシャの健康増進の概念は，中世に受け継がれ，さらに現代の生物医学モデルを超え，生物心理社会モデルの先駆けとも考えられる。

（2）日本の江戸時代の健康増進の概念：経験医学の体験談

　日本での健康増進の歴史で重要なのは，1713年に貝原益軒が83歳の体験に基づいて著した**養生訓**である。貝原益軒は自分の身体は天地・父母の恵みによるので大切にするという前提に立つ。自分の欲（内欲）を自制し，体外からの害（外邪）を避けるのを基本とした。内欲の過度の食欲，性欲，怠惰の欲を抑え，外邪の極端な暑熱，寒冷などのストレスを避ける。健康増進のためには早寝・早起きで仕事に励み，書を読み，礼楽，武芸を習うとした。また運動を勧め，楽な姿勢で長く座らず，雨の日でも室内を歩くと述べている。食事の摂取について重要視しており，バランスのとれた食事を推奨した。さらに心の安定を重要視し，穏やかな気持ちで過ごすことが必要だと考えた。質のよい睡眠をとることで体力を回復し，健康を維持することができると述べた。

　養生訓をはじめ江戸時代の医書には，健康という言葉はない。健康という語は明治まで使われたことはなかった。健康という用語を最初に使ったのは，欧州の医学書を訳し，適塾を開いて日本の近代的な医師を育成した緒方洪庵で，適塾の塾頭を務め，慶應義塾大学の学祖となった福沢諭吉らによって健康という語が定着した。

（3）現代の健康増進の概念：健康の理論的認識

　近代科学の認識は古代以来の経験医学から進んで，人体の生理学や病理学，さらに伝染病学，免疫学などの理論的認識に進んだ。例えば，野菜・果物が健康によいことは経験的

に古くから知られていたが，現代では，栄養学の発展によって，そのビタミン，ミネラル，食物繊維の健康への役割が理論的，普遍的に認識されているのである。さらに重要なのは社会的視点である。伝染病の予防ひとつをとっても，科学的に病原体を同定し，社会での感染経路を解明し，集団にワクチン等の応用が行われるのである。しかも，その健康増進の努力は，国際協力によって効果をあげるため，国際機関としてWHOが設立された。その75年間の歴史を図1-5に示す[1]。天然痘の根絶，エイズの予防，そして最近4年間の**新型コロナウイルス感染症**（COVID-19）の対策のような感染症対策がとられた。特にアルマ・アタ宣言（p.12参照）から，全人類健康案，国際健康条約など，健康増進の具体策が立てられた。

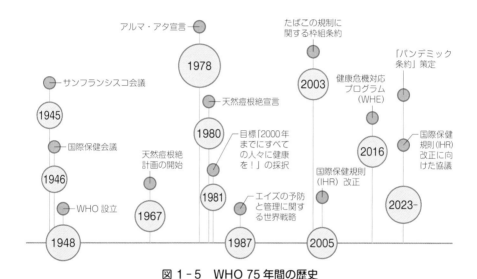

図1-5　WHO75年間の歴史

出典）Gostin LO, Chirwa DM, Clark H, *et al.*：The WHO's 75th anniversary：WHO at a pivotal moment in history. *BMJ Glob Health*. **8**（4），2023, e012344.

3.2　生活習慣の変容

　日本における生活習慣は，近年大きな変容を遂げた。以下に，主な変化要因と変容の傾向を挙げる。

（1）食生活の変化

　日本の食生活は西洋化の影響を受けて変化している[2]。例えば，肉類摂取量は1960（昭和35）年に比べて2008（平成20）年までに4.3倍に増え，米は約半分に減っている。その結果，栄養素摂取量も脂質の約3.5倍，動物たんぱく質の約2.5倍の増加など大幅に変化している。外食や加工食品の普及により，栄養バランスの偏りやエネルギー過多の問題が顕在化した。また，食品の選択や調理方法の変化に伴い，伝統的な日本の食文化や食材の

消費が減少している。以下に，日本の最近100年間での主な食生活の変化を挙げる。

1）主食の変化

弥生時代以来の日本の主食は主に米であったが，戦後や高度成長期において，穀物の主食の割合が減少した。その上，2010年以降は消費金額ではパンが米を上回っている。

2）肉・乳製品の消費の増加

日本では，戦後からの経済成長や西洋文化の影響を受け，肉や乳製品の消費が増加した。特に牛肉や豚肉の摂取量が増え，肉料理が一般的になった。

3）魚介類の摂取量の変化

魚介類の消費量が減少し，2008年以降は肉類の摂取量を下回って今日に至っている。そのために健康に不可欠なドコサヘキサエン酸（DHA）の摂取量の不足が懸念されている。

4）加工食品や外食の普及

経済成長とともに，加工食品や外食産業が発展した。便利で手軽な食品が提供されるようになり，加工食品の摂取量が増加した。また，外食の頻度も増え，家庭料理や伝統的な食事の傾向が減少し，食の外部化と呼ばれる。

これらの変化により，日本の食生活は多様化し，健康や栄養バランスに関わる課題が生じている。一方で，伝統的な日本料理の魅力や健康的な食材の再評価も進んでおり，ユネスコに日本の食文化が文化遺産に登録され世界的に注目されている。

（2）勤務スタイルと労働環境の変化

長時間労働やストレスの増加，休暇の取得減少などの要素が，働き方や労働環境に大きな変化をもたらした。これにより，運動不足や睡眠不足などの生活習慣の乱れが増加している。2012年の経済協力開発機構（OECD）の調査では33か国中，日本人の睡眠時間は世界で最も短い7時間22分で，特に女性はこれより13分短かった。精神疾患，特にうつ病は，OECDの調査で日本は2013年に7.9％から2020年に17.3％に増加した。

（3）情報新技術の普及

スマートフォンやパソコンなどの**情報通信技術**（ICT：information and communication-technology）の普及により，情報化社会の中での生活スタイルが変化した。**SNS**（social networking service）の利用によって，密接な利用者間のコミュニケーションが増加した。電車に乗ればほとんどの人がスマートフォンを見ている。さらに2020（令和2）年以降の新型コロナのパンデミックによって，遠隔会議，遠隔授業に**Teams**や**Zoom**が広く導入された。これに伴い，通勤が減り，在宅勤務が増えたので，その利点と欠陥が表面化した。長時間の情報機器の使用による文書・画像の作成作業によって起こる眼精疲労や精神症状を**VDT**（visual display terminals）症候群と呼び，予防対応として2002（平成14）年に「VDT作業における労働衛生管理のためのガイドライン」が発出されていたが，VDT機器や作業の変化に対応すべく2019（令和元）年に「情報機器作業における労働衛生管理のためのガイドライン」として改正し，対応の遵守を呼びかけた。

（4）少子高齢化の進展

　日本は世界 1 位の高齢社会となった。2023（令和 5）年 9 月の総務省統計局の発表では 65 歳以上の高齢化率は 29.1％で，高齢化人口は 3,623 万人に達した。総人口は前年より 55 万 6,000 人減少して 1 億 2,442 万人と推定された。一方で少子化が進んでおり，2023 年の**合計特殊出生率**は過去最低であった 2005（平成 17）年の 1.26 を下回る 1.20 となり，出生数は 72 万 6,000 人と過去最低である。そのため家族構成や家庭の役割分担にも変化がみられる。これにより，食事や運動の習慣が変容し，介護などの社会，家族の負担が増加した。

　これらの変化により，日本の生活習慣はより多様化し，健康に関わる課題も顕在化している。一方で，健康意識の高まりや健康への関心の向上もみられ，健康促進への取り組みやライフスタイルの改善に関心を寄せる人々も増加した。健康意識の高まりや医療技術の進歩により，予防医療や早期発見，適切な治療などが重視されて，平均余命は 2019（令和元）年に男性 81.40 年，女性 87.45 年と世界 1 位となった。しかし，健康寿命はそれぞれ男性が約 9 年，女性が約 12 年短く，厚生労働省の発表では，2020（令和 2）年の要介護認定者数は 682 万人であり，最近 20 年間に 3 倍に増え，前年より 2.0％増加している。さらに，2025（令和 7）年には高齢者人口の 20％が認知症になるという高齢社会白書の推計がある。最近の極度の人手不足によって要介護，認知症の予防，その前段階のフレイル予防が急務となっている。また，少子化に対して政府は少子化社会対策大綱を策定し，結婚，妊娠，出産，育児の切れ目ない支援に取り組んでいる。

（5）疾病構造の変化

　日本における主要な死因の推移（第 2 章 p.31 の図 2 -10 参照）は，1920 年代〜1940 年代は伝染病（結核，肺炎，腸チフスなど）を含む感染症が主な死因であったが，先進医療の普及や公衆衛生の向上により，伝染病の死亡率は減少傾向にあった。1950 年代〜1960 年代には抗生物質の普及で細菌性感染症は激減し，心血管疾患（心臓病，脳卒中など）の死亡率が増加し，主要な死因となった。これは経済成長や食生活の変化，高い食塩摂取量等が要因として挙げられる。1970 年代〜1980 年代は心血管疾患の死亡率は減少傾向となった。減塩指導による食塩摂取量の減少と，血圧測定の家庭への普及，優れた降圧剤の普及が主な原因と考えられる。その代わりがんの死亡率が増加し，重要な死因となった。喫煙や飲酒の影響，公害物質の増加，さらに胃がんのピロリ菌，C 型肝炎，B 型肝炎の蔓延，食生活の変化などが関与していた。1990 年代〜2024（令和 6）年は超高齢化が進み，高齢者の免疫能の低下によって，肺炎が増加し，心血管疾患の死亡率は減少した。がんが最も多い死因であるが，肺がん，胃がん，肝臓がん等で減少傾向もみられる。これは喫煙率の減少，ピロリ菌の除菌，B 型肝炎のワクチン普及，C 型肝炎の特効薬開発等が原因と考えられる。特に 2020（令和 2）年以降は，超高齢化に伴い，老衰死亡率の急増がみられる[3]。

■4. プライマリヘルスケアとヘルスプロモーション

4.1 プライマリヘルスケア

プライマリヘルスケア（PHC：primary health care）は，全人的な健康を提供するための基本的なヘルスケアのアプローチである。旧ソ連のアルマ・アタ（Alma-Ata：現在はカザフスタン共和国アルマトイ）において，1978（昭和53）年，WHOの国際会議で**アルマ・アタ宣言**が発表され，プライマリヘルスケアの考え方が全10条で示された[3]。アルマ・アタ宣言の第5条では，先進国と開発途上国の間に存在する国民の健康状態の格差に対して，2000年までに世界中のすべての人々に社会的・経済的に生産的な生活がおくれるような健康を達成する（Health for all by the Year 2000）という目標を掲げ，特に開発途上国における重要な方策として提唱された。

（1）プライマリヘルスケアの定義

プライマリヘルスケアとは基本的なヘルスケアであり，定義の要点は，以下の4点になる。

「地域社会または国が，自助と自決の精神に則り」，「その開発の程度に応じて費用のまかなえる範囲内で」，「科学的に適正でかつ社会的に受け入れられる手法と技術に基づいて」，「地域社会の個人または家族の十分な参加のもとに行う」

プライマリヘルスケアの特徴を以下に挙げる。

① **全人的なアプローチ**：プライマリヘルスケアは，健康と疾病の予防，治療，回復，健康促進において，個人や家族を含む幅広い人々を対象とする。健康の継続的なケアを通じて，身体的，精神的，社会的な健康を包括的に支援する。

② **全人口に対するアクセス**：プライマリヘルスケアは，すべての人々が必要な基本的なヘルスケアサービスにアクセスできるようにすることを目指す。地理的，経済的，社会的な要因に関係なく，人々が必要なケアを受ける機会を提供する。

③ **総合的なケア**：プライマリヘルスケアは，予防，早期発見，診断，治療，回復，リハビリテーションなど，包括的な健康ケアを提供する。一次医療機関や地域の健康センターなどの基本的な医療施設で，基本的な医療サービス，予防接種，母子保健，慢性疾患管理などが提供される。

④ **健康システムの中心**：プライマリヘルスケアは，健康システムの中心に位置づけられる。基本的な健康ニーズを満たすために，他のレベルのケアや専門的なケアとの連携が重要である。また，健康政策の立案や健康システムの改革において，プライマリヘルスケアの原則が考慮されるべきである。

（2）プライマリヘルスケアの内容

プライマリヘルスケアの内容としては，以下の8つの項目が提示されている。

① 当面の保健問題とその予防・対策に関する教育

② 食料の供給と適正な栄養摂取の推進

③ 安全な水の十分な供給と基本的な環境衛生

④ 家族計画を含む母子保健サービス

⑤ 主要な伝染病に対する予防接種

⑥ 地方流行病の予防と対策

⑦ 一般の疾病障害の適切な措置

⑧ 必須医薬品の準備

4.2 ヘルスプロモーション

　カナダのオタワにおいて，1986（昭和61）年，WHO の国際会議が開催され，**ヘルスプロモーション**に関する**オタワ憲章**が発表された[4]。開発途上国の方策としてプライマリヘルスケアが提唱されたが（1978年），先進国においては疾病構造の変化に伴い，生活習慣病などの慢性疾患が大きな問題となってきた。ヘルスプロモーションは，特に先進国におけるこのような問題への対応を主眼とし，改めて「すべての人びとに健康を」というスローガンを達成するための方策として強調された考え方だといえる。

(1) ヘルスプロモーションの定義

　ヘルスプロモーションは，個人や集団の健康とウェルビーイングを向上させるための継続的な取り組みや活動のことを指す。ヘルスプロモーションは，健康に関する情報の提供，健康的な生活習慣の促進，疾病予防，健康的な環境の創出など，様々な方法を通じて健康への意識を高め，健康をサポートすることを目的としている。

 アルマ・アタ宣言の実績

　どのようなよい宣言でも，その成果が重要である。残念ながら 2000 年までに目標の Health for all は達成できなかった。筆者は直接にソ連時代のアルマ・アタを視察し，広大な辺地を抱えるカザフスタンでは医療国営によって辺地の経済的，人的困難の克服が試みられている現状を知った。人口あたりの医師数は当時も現在も日本の約 2 倍であるが，現地の国立病院の不親切・非能率の実態はアレキサンドル・ソルジェニチンの著書「ガン病棟」に詳しい。ソ連崩壊後のカザフスタン共和国では医療保険制度が整い，私立病院も並立して改善が進んでいる。

　成果として挙げられるのは平均余命の延伸である。国連の推計では 1950 年の 46 年から 2009 年に 68 年に延び，問題の開発途上国では 40 年から 66 年に，最貧国でも 35 年から 57 年に延伸した。しかし，高齢化に伴うフレイルの蔓延，国際交流を介する新型コロナウイルスの世界的流行など新たな課題も発生している。

ヘルスプロモーションの定義の要点は，以下の3点になる。

① 人々が自らの健康を改善することができるようにするプロセスである。

② 健康は生きる目的ではなく生活の手段である。

③ 単に保健部門だけの責任にとどまらず，生活習慣やウェルビーイングにも関する幅広いものである。

ヘルスプロモーションの主な目標は，個人や社会の能力や意識を高め，健康を促進することである。

（2）ヘルスプロモーションの活動原則

ヘルスプロモーションの基本的な活動原則は，以下の3点である。

① 唱導（advocacy）：政治，経済，文化，環境などに関連する様々な要因を望ましい条件に整えていくこと。

② 能力の付与（enabling）：人々が自らの潜在能力を高めることに役立つこと。

③ 調停（mediation）：保健部門にとどまらず，すべての関係部門を健康確保のための活動に巻き込むという役割を果たすこと。

具体的な活動としては，健康教育の提供，健康行動の啓発，予防プログラムの実施，健康的な環境の整備，政策の策定や法的な規制の導入などがある。

（3）ヘルスプロモーション活動の方法

ヘルスプロモーション活動は，次の5つの活動方法の連携によって可能となる。

① 健康的な公共政策づくり

② 健康を支援する環境づくり

③ 地域活動の強化

④ 個人技術の開発

⑤ ヘルスサービスの方向転換

ヘルスプロモーションは，個人の自己責任とともに，社会的な要素や環境の改善も重視する。個人の健康への取り組みだけでなく，社会的なシステムや構造の改善によって，健康な生活を支援することを目指す。

引用文献

1）Gostin LO, Chirwa DM, Clark H, Habibi R, Kümmel B, Mahmood J, Meier BM, Mpanju-Shumbusho W, Reddy KS, Waris A, Were MK: The WHO's 75th anniversary: WHO at a pivotal moment in history. *BMJ Glob Health.* **8**（4），e012344, 2023.

2）香川靖雄，近藤和雄，石田均，門脇孝：人体の構造と機能及び疾病の成り立ち　総論　各論　改訂第2版，南江堂，総論 p.341，各論 p.591，2019.

3）Hone T, Macinko J, Millett C: Revisiting Alma-Ata: what is the role of primary health care in achieving the Sustainable Development Goals?. *The Lancet.* **392**（10156），1461-

1472, 2018.

4） Fry D, Zask A：Applying the Ottawa Charter to inform health promotion programme design. *Health Promot Int.* **32**（5）, 901-912, 2017.

参考資料

・Wallace RB：Public Health & Preventive Medicine（15th edition）, McGraw Hill, p.1369, 2008.
・総合ケア推進協議会：健康予防管理専門士試験　公式テキスト　改訂版, 紀伊國屋書店, p.240, 2019.

第2章 健康の現状

第2章

■1. 人　口

1.1　高齢化とその要因

(1) 総人口と将来推計人口

　第1章では「健康の概念」について学んだが，世界保健機関（WHO）憲章のように健康はなかなか数値化することが難しい。「健康そのもの」を表す指標ではないが，それに関連する様々な指標を学ぶことによって，「社会のありよう」がみえてくる。最初に，諸指標の基礎となる人口について説明する。

　2022（令和4）年10月1日現在，日本の**総人口**は1億2,494万7,000人（男6,075万8,000人，女6,418万9,000人）で（表2-1），2008（平成20）年の1億2,808万人をピークに減少に転じている。また，同年における外国人を除いた日本人人口は，1億2,223万1,000人である。

　日本の総人口，日本人人口は，**人口静態**あるいは人口推計で表される。人口静態はある時点での人口を指しており，**国勢調査**は人口静態を知るための統計調査で，全国の在住者を対象とした大規模な悉皆（全数）調査として日本では5年に1回実施されている。日本の国勢調査は1920（大正9）年に第1回が始まり，西暦の末尾が0の年，あるいは5の年に行われ（ただし1945（昭和20）年は行われず，1947（昭和22）年に臨時調査として行われた），2020（令和2）年の調査で100年，第21回の調査が行われた。国勢調査は調査年の10月1日午前0時現在の人口であり，2010（平成22）年の調査まではマー

表2-1　日本の人口の推移

年	総人口 (千人)	年平均 人口増減率 (%)	人口性比 (女100対男)
1920（大正9）	55,963	—	100.4
1930（昭和5）	64,450	1.53	101.0
1940（昭和15）[注]	71,933	0.76	100.0
1950（昭和25）	84,115	2.89	96.2
1960（昭和35）	94,302	0.92	96.5
1970（昭和45）	104,665	1.08	96.4
1980（昭和55）	117,060	0.90	96.9
1990（平成2）	123,611	0.42	96.5
2000（平成12）	126,926	0.21	95.8
2010（平成22）	128,057	0.05	94.8
2020（令和2）	126,146	− 0.15	94.7
2022（令和4）	124.947	− 0.144	94.7

注）国勢調査による人口から内地外の軍人，軍属等の推計数を差し引いた補正人口
出典）総務省統計局：令和2年国勢調査　人口等基本集計　結果の概要，2021．／総務省統計局：人口推計　2022年（令和4年）10月1日現在　結果の概要，2023．

表 2 - 2　年齢 3 区分人口と諸指標の推移

| 年 | 年齢 3 区分別人口（千人） | | | | 年齢 3 区分別人口構成割合（%） | | | | 指　数 | | | |
	総数	年少人口 （0〜14 歳）	生産年齢 人口 （15〜64 歳）	老年人口 （65 歳以上）	総数	年少人口 （0〜14 歳）	生産年齢 人口 （15〜64 歳）	老年人口 （65 歳以上）	年少 人口 指数	老年 人口 指数	従属 人口 指数	老年化 指数
1950（昭和 25）	83,200	29,428	49,658	4,109	100.0	35.4	59.7	4.9	59.3	8.3	67.5	14.0
1960（昭和 35）	93,419	28,067	60,002	5,350	100.0	30.0	64.2	5.7	46.8	8.9	55.7	19.1
1970（昭和 45）	103,720	24,823	71,566	7,331	100.0	23.9	69.0	7.1	34.7	10.2	44.9	29.5
1980（昭和 55）	117,060	27,507	78,835	10,647	100.0	23.5	67.4	9.1	34.9	13.5	48.4	38.7
1990（平成 2）	123,611	22,486	85,904	14,895	100.0	18.2	69.7	12.1	26.2	17.3	43.5	66.2
2000（平成 12）	126,926	18,472	86,220	22,005	100.0	14.6	68.1	17.4	21.4	25.5	46.9	119.1
2010（平成 22）	128,057	16,803	81,032	29,246	100.0	13.2	63.8	23.0	20.7	36.1	56.8	174.0
2015（平成 27）	127,095	15,951	77,354	33,790	100.0	12.6	60.9	26.6	20.6	43.7	64.3	211.8
2020（令和 2）	126,146	15,032	75,088	36,027	100.0	11.9	59.5	28.6	20.0	48.0	68.0	239.7
2022（令和 4）	124,947	14,503	74,208	36,236	100.0	11.6	59.4	29.0	19.5	48.8	68.4	249.9

注）平成 22 年までの国勢調査値には総数に年齢不詳を含む。年齢 3 区分別人口には年齢不詳の案分はなく，構成割合は年齢不詳を除いた人口を分母として算出している。平成 27 年，令和 2 年は年齢不詳補完値による。

出典）総務省統計局：令和 2 年国勢調査　人口等基本集計　結果の概要．2021．／総務省統計局：人口推計　2022 年（令和 4 年）10 月 1 日現在　結果の概要．2023．

クシート式の調査票のみを用いた回答であったが，2015（平成 27）年からはインターネット回答を主軸に，マークシート式の調査票による回答も併用される形で行われている。

　調査項目は，①世帯員に関する事項と，②世帯に関する事項に分かれており，①は，氏名，男女の別，出生の年月，世帯主との続柄，配偶の関係，国籍所属の事業所の名称および事業の種類，仕事の種類，従業上の地位，従業地または通学地などが，②は，世帯の種類，世帯員の数，住居の種類などとなっている。10 年ごと（西暦の末尾が 0 の年）に大規模調査（項目数が多い），中間年次（西暦の末尾が 5 の年）に簡易調査（項目数が少ない）を行っている。日本国内に常住している人（住んでいる人か住むことになっている人）全員が対象で，外国籍の人も含まれている。国勢調査を用いた 2020 年 10 月 1 日現在の日本の総人口は，1 億 2,614 万 6,000 人である。国勢調査のデータは人口のほか，人口密度や人口地理的分析，完全生命表の作成などに利用される。

　国勢調査の年以外の人口は「人口推計」として公表されることが多く，前年の人口を基準に各年の人口動態（後述）等を用いて補正する。

　日本における年齢 3 区分別人口構成割合と諸指標の推移を表 2 - 2，図 2 - 1 に示す。表 2 - 2 では，人口を年少人口（0〜14 歳），生産年齢人口（15〜64 歳），老年人口（65 歳以上）とに分け，実数と構成割合を示している。例えば，年齢 3 区分別人口構成割合（%）で老年人口の 2022 年は 29.0 とあるが，これは「老年人口割合」といい，総人口のうち 29.0%が 65 歳以上の高齢者であることを示している。「高齢化率」ともいわれ，一般的によく知られている高齢化の指標である。

　また，表 2 - 2 に示されている指数の計算式を表 2 - 3 にまとめた。例えば，1950（昭

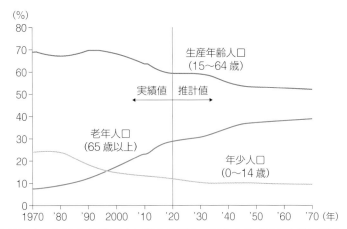

図 2-1　年齢 3 区分別人口割合の推移―出生中位（死亡中位）推計―

出典）総務省統計局：国勢調査報告（1970～2020 年）／国立社会保障・人口問題研究所：日本の将来推計人口（令和 5 年推計，出生中位・死亡中位仮定）（2021 年以降）

表 2-3　人口に関する各種指数の計算式

$$年少人口指数 = \frac{年少人口}{生産年齢人口} \times 100 \qquad 老年人口指数 = \frac{老人人口}{生産年齢人口} \times 100$$

$$従属人口指数 = \frac{年少人口 + 老年人口}{生産年齢人口} \times 100 \qquad 老年化指数 = \frac{老人人口}{年少人口} \times 100$$

和 25）年の**老年人口指数**は 8.3，すなわち，生産年齢人口 100 人で老年人口約 8 人を支えていたことを意味し，2022 年には 48.8，生産年齢人口 100 人で約 49 人を支えていることになる。つまり，この値が大きくなるほど「支え手の負担が増す」ことを示している。年少人口指数，分子に年少人口と老年人口を足し合わせた従属人口指数も同様である。一方，老年化指数は，年少人口 100 人につき老年人口が何人いるかという値となっており，1950 年が 14.0 であったのが，2022 年には 249.9 と，「超少子高齢化」が如実にわかるようになっている。

　次に図 2-1 において，1970（昭和 45）年と 2020 年の人口を比較してみると，老年人口は一貫して上昇していること，生産年齢人口は 1990 年代では緩やかに上昇したもののそれ以降は低下し続けていること，年少人口は 1980 年代以降一貫して低下し続けていることがわかる。これらも日本の少子高齢化の現実を表している。日本の総人口は今後，長期にわたって減少し，2070 年には 8,699 万 6,000 人に，老年人口割合は 38.7％になると推計されている。

（2）急速な高齢化とその要因

1）老年人口割合（高齢化率）と高齢化の速度

　一般的に，老年人口割合（高齢化率）が 7％を超えると高齢化社会，14％を超えると高

齢社会, 21％を超えると超高齢社会といわれている。日本は 1970（昭和 45）年に高齢化社会（7.1％）, 1994（平成 6）年に高齢社会（14.1％）, 2007（平成 19）年に超高齢社会（21.5％）となった。

　　老年人口割合が 7 ％から 14 ％に達するまでの所要年数を**倍加年数**というが, フランスが 126 年, スウェーデンが 85 年, アメリカが 72 年, イギリスが 46 年, ドイツが 40 年であるのに対し, 日本は上記のようにたった 24 年で到達しており, 急速に高齢化が進み, かつ, 世界でも類をみないほどの老年人口割合となっている。アジア諸国において韓国が 18 年（2018 年）, シンガポールが 17 年（2021 年）で高齢社会となり, 2025 年には中国も高齢社会となる見込みである。これらの国は今後, 日本を上回るスピードで高齢化が進むことが見込まれている。

2）高齢化の主な要因

　　令和 5 年高齢社会白書には, 高齢化の要因は大きく分けて, ①年齢調整死亡率の低下による 65 歳以上人口の増加, ②少子化の進行による若年人口の減少, の 2 つであると述べられている。①については, 第 2 次世界大戦の終結以降, 急速に生活環境, 食生活・栄養状態が改善し, 医療技術が進歩したことによって, 年齢調整死亡率が大幅に低下し, 平均寿命の延伸につながったことによって老年人口が増えてきたことが 1 つ目の要因であると考えられる。また, ②については, 老年人口が増加しなかったとしても少子化によって年少人口が減れば, 前項でみた老年化指数は上昇（分子は同じでも分母が減ると値は増加する）することでもわかる。

1.2　人口ピラミッド

　　左側を男性, 右側を女性とし, 0 歳を最も下にして各年齢の人口を積み上げたヒストグラムを**人口ピラミッド**という。図 2-2 のように, 衛生状態, 医療, 少子高齢化, 都市と農村の違いなどによって様々な型となる。

　　日本の人口ピラミッドを図 2-3 に表した。2022（令和 4）年 10 月 1 日現在で最も多い年齢層は, 73〜75 歳, すなわち 1947〜1949（昭和 22〜24）年生まれの「団塊の世代」と呼ばれる第 1 次ベビーブームの世代である。その次が第 1 次ベビーブームの子ども世代

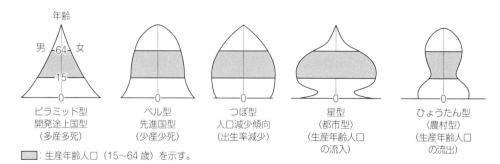

図 2-2　各種の人口ピラミッド

出典）苫米地孝之助監修：改訂 健康管理論, 建帛社, p.17, 2014.

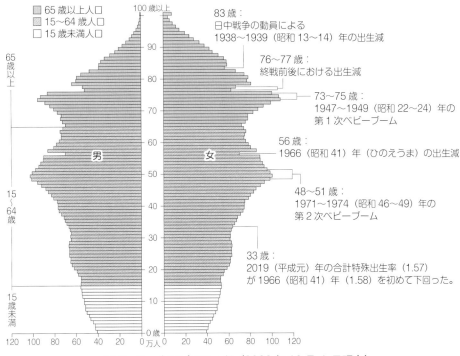

図 2-3　人口ピラミッド（2022 年 10 月 1 日現在）

出典) 総務省統計局：人口推計（2022 年（令和 4 年）10 月 1 日現在），2023.

といわれる 1971～1974（昭和 46～49）年生まれの第 2 次ベビーブーム世代（48～51 歳）である。その後はおおよそ一貫して減少を続けている。その他，1966（昭和 41）年の「**ひのえうま**」における出生数の減少は特記すべき事項である。

■2．平均余命・平均寿命，健康寿命

2.1　平均余命・平均寿命

（1）生命表，日本人の平均余命と平均寿命

　生命表は，ある期間における死亡状況が今後変化しないと仮定したときに，各年齢の者が 1 年以内に死亡する確率や平均してあと何年生きられるかという期待値などを死亡率や平均余命などの指標（生命関数）によって表したものである。これらの関数は現実の年齢構成には左右されず，死亡状況のみを表している。したがって，死亡状況を厳密に分析する上で不可欠なものとなっている。生命表は，完全生命表と簡易生命表に分かれている。完全生命表は，国勢調査人口とその年の人口動態統計（確定数）をもとに 5 年に 1 回作成され，簡易生命表は，人口動態統計（概数）と推計人口をもとに国勢調査年以外の年に作成される。

　平均余命とは前述のとおり，ある年齢の人のその後の生存年数の期待値（計算上の値）

であり，各年，男女ごとに作成されている。0歳の平均余命を特に**平均寿命**という。わかりやすくいえば，その年に生まれた赤ちゃんがあと何年生きるかを男女ごとに計算した指標であり，決してその国の人全体が平均して何歳まで生きるかを計算した指標ではない。平均寿命は死亡状況を集約したものとなっており，保健福祉水準を総合的に示す指標として広く活用されている。

令和4年簡易生命表によると，男の平均寿命（0歳の平均余命）は81.05年，女の平均寿命は87.09年である（図2-4）。1902（明治35）年の第1回生命表では男が42.8年，女が44.3年であったので，それらに比べると大幅に延びている。ちなみに，第1回生命表における1歳の平均余命は男が49.2年，女が50.1年と平均寿命（0歳の平均余命）と比べかなり高くなっている。当時は衛生環境，栄養状態がまだ悪く，乳児死亡率（1歳未満の死亡率）が高かったためである（当時の統計では，生まれてきた赤ちゃんの6人に1人が1歳の誕生日を迎えられずに亡くなってしまう時代だった）。平均寿命は，戦後，衛生状態，栄養状態の大幅な改善，医療水準の向上により大幅に延びていった。主要年齢の平均余命の推移を図2-4に示す。

（2）平均寿命の国際比較

平均寿命の国際比較を行ったものが表2-4である。作成方法や期間などが異なるので厳密な比較は難しいが，男女ともに日本は高く，特に女性の平均寿命は世界第1位である。

2.2 健康寿命

国民健康づくり運動である健康日本21（第二次）では，目標として「健康寿命の延伸」が掲げられている（2024（令和6）年から開始する健康日本21（第三次）でも同様である）。様々

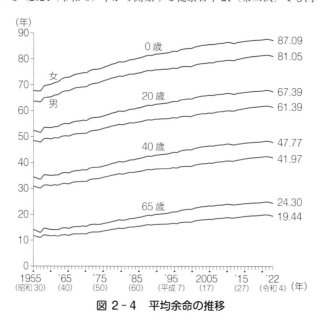

図2-4 平均余命の推移

出典）厚生労働省：「令和4年簡易生命表」および「第23回完全生命表」

表 2-4　平均寿命の国際比較

（単位：年）

国　名	男	女	作成期間
日　本	81.05	87.09	2022
カナダ	79.82	84.11	2018-2020
アメリカ合衆国	73.5	79.3	2021
フランス	79.35	85.23	2022
ドイツ	78.54	83.38	2019-2021
イタリア	80.482	84.781	2022
スイス	81.6	85.4	2022
イギリス	79.04	82.86	2018-2020

資料）当該政府の資料によるものである。
出典）厚生労働省：令和 4 年簡易生命表，2023.

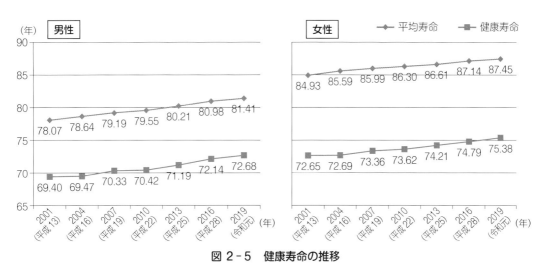

図 2-5　健康寿命の推移

出典）第 16 回健康日本 21（第二次）推進専門委員会：健康寿命の令和元年値について，2021.

な定義があるが，国は**健康寿命**を「健康上の問題で日常生活が制限されることなく生活できる期間」のこととし，2019（令和元）年の健康寿命は男性 72.68 年，女性 75.38 年であり，2010（平成 22）年と比較すると男性で 2.26 年，女性で 1.76 年延びている。また同じ期間の平均寿命の増加分よりも上回っている結果となっている（図 2-5）。

　国は「日常生活に制限のない期間の平均」を国民生活基礎調査におけるデータなどから算出している。一方，国民生活基礎調査は市町村別のデータがあるわけではないので，市町村別の健康寿命を同じような方法では算出できない。よって，市町村別は介護保険制度における要介護認定者数などを用いて算出している。

　このように，3 年ごとに実施される国民生活基礎調査を利用していることで，健康寿命の算出も 3 年ごととなっている。

■3．出生，婚姻・離婚の状況

3.1　人口動態統計の概況

　日本では，**出生・死亡・死産・婚姻・離婚**の 5 種類の事象について，人口動態統計を作成している。全数調査ではあるが，人口静態統計（国勢調査）のように 5 年に 1 回ではなく毎年行っている。調査期間は 1 月 1 日から 12 月 31 日で，年間を通して調査を行っている。具体的には，市区町村長が役所（役場）で**出生届・死亡届・死産届・婚姻届・離婚届**の届け出を受けたとき，その届け出に基づいて人口動態調査票を作成し，これらを管轄の保健所長に送付，各都道府県知事が集約し，厚生労働大臣に送付することになっている。届け出がない者（無戸籍者）の把握はできないため，出生届け出がない児は，乳幼児健康診査や就学児童の対象とならない可能性がある。

　上記 5 事象の概況は表 2-5 のとおりである。表 2-5 でいう「率」とは，「（実数／人口）×1,000」で表され，出生率は下記の式で算出される。

$$出生率 = \frac{その年の出生数}{人口} \times 1{,}000$$

　例えば，2022（令和 4）年の出生率は「（770,747 人／1 億 2,203 万 1,000 人）×1,000」で 6.3 である。分母となる人口は総人口ではなく日本人人口となっている。

　出生数と死亡数の差（出生数 − 死亡数）を自然増減数といい，△79 万 8,291 人（△はマイナスという意味）で前年より 17 万 57 人減少した。人口千対の自然増減率は△6.5 と 16 年連続でマイナスとなった。

　　注：保健統計の世界では，「人口千対」や「人口 10 万対」という単位がよく用いられる。それぞれ，「人口千人あたり」「人口 10 万人あたり」という意味である。ふだんよく見るのは「人口 100 人あたり」（×100）と同じ意味の「％」であろう。人口千対や人口 10 万対は，％で表すよりも小さい値のときに用いられるが，そうするほうが「見やすい」ためである。例えば 10 万人に 1 人が発症する疾病があったときに，それを小数で表すと 0.00001 となりとても見にくい。％で表しても 0.001％とこれも見にくい。それが，1（人口 10 万対）とすればとても見やすくなる。疾病の頻度が示されているときには，単位にも注意が必要である。

3.2　出生の状況と少子化

　出生に関する指標は，主に出生率と合計特殊出生率がある。2022（令和 4）年の出生数は 77 万 759 人で前年より 4 万 863 人減少した。また，人口千人あたり（人口千対という）の出生率（粗出生率ともいう）は 6.3（前年は 6.6）となっており，近年出生数の減少に歯止めがかかっていない（表 2-5）。

　また，2022 年の合計特殊出生率は 1.26 であり，2005（平成 17）年と並び最低の値となった。合計特殊出生率とは，15〜49 歳までの女性の年齢別出生率を合計したもので，その年の年齢別出生率がその後も変わらないと仮定した場合に，1 人の女性が生涯に産むであ

表 2-5　人口動態統計の概況

	実　数				率	
	2022 年 （令和 4 年）	2021 年 （令和 3 年）	対前年増減		2022 年 （令和 4 年）	2021 年 （令和 3 年）
			増減数（人）	増減率（%）		
出　生（人）	770,759	811,622	− 40,863	− 5.0	6.3	6.6
死　亡（人）	1,569,050	1,439,856	129,194	9.0	12.9	11.7
乳児死亡（人）	1,356	1,399	− 43	− 3.1	1.8	1.7
自然増減（人）	− 798,291	− 628,234	− 170,057	…	− 6.5	− 5.1
死　産（胎）	15,179	16,277	− 1,098	− 6.7	19.3	19.7
周産期死亡（胎）	2,527	2,741	− 214	− 7.8	3.3	3.4
婚　姻（組）	504,930	501,138	3,792	0.8	4.1	4.1
離　婚（組）	179,099	184,384	− 5,285	− 2.9	1.5	1.5

合計特殊出生率	1.26	1.30

出典）厚生労働省：2022（令和 4）年人口動態統計，2023.

ろう子どもの数を意味する。15〜49 歳とあるが，14 歳以下の場合は 15 歳として，50 歳以上の場合は 49 歳として計算し分子に加える。図 2-6 に 1947（昭和 22）年以降の出生数と合計特殊出生率の推移を示した。1947〜1949（昭和 22〜24）年の第 1 次ベビーブーム期には約 270 万人の出生数で最も多く，その後は急激に減少し，1971〜1974（昭和 46〜49）年の第 2 次ベビーブーム期には約 200 万人の出生数にまで増加したが，それ以降はおおむね減少している。

　母の年齢別出生率を女児だけについて合計したものを**総再生産率**といい，2021（令和 3）年は 0.64 である。さらにこの女児が妊娠可能な年齢を過ぎるまでの死亡を見込んだものを**純再生産率**といい，同年では 0.63 である。純再生産率が 1 以上であれば将来人口は増加し，1 を下回ると減少する。これを**人口置換水準**といい，合計特殊出生率にあてはめると 2.1 程度となる。日本では 1970 年代半ばにすでに下回っていたことになる。

　2022 年の合計特殊出生率を都道府県別にみると，低率県が東京，宮城，北海道，埼玉，神奈川などで，高率県が沖縄，宮崎，鳥取，長崎，島根などである。

　出生時の母の平均年齢をみると，第 1 子の場合，1950（昭和 25）年では 24.4 歳であったのが次第に上昇し，2000（平成 12）年では 28.0 歳，2021（令和 3）年では 30.9 歳まで上昇している。

3.3　婚姻・離婚の状況

（1）婚姻と少子化の要因

1）婚　　姻

　婚姻件数は，1947（昭和 22）年前後は高かったが，その後は落ち着き，1950（昭和 55）

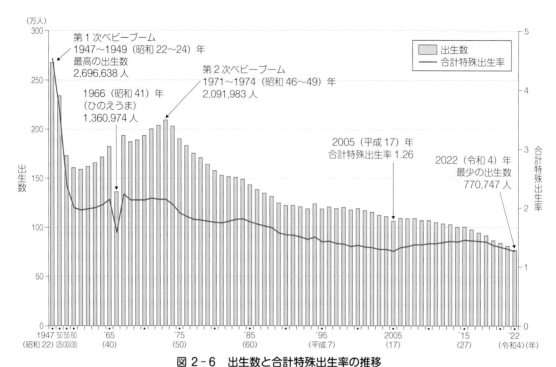

図2-6　出生数と合計特殊出生率の推移

出典）厚生労働省：2022（令和4）年人口動態統計，2023.

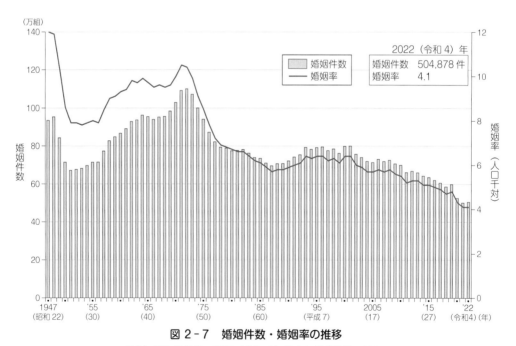

図2-7　婚姻件数・婚姻率の推移

出典）厚生労働省：2022（令和4）年人口動態統計，2023.

年ごろから年間70万組程度で推移した。その後は上昇傾向を続け，1970（昭和45）年には100万組を突破した。この要因は，第1次ベビーブーム期に生まれた人々が結婚する

時期になったことによると考えられる。近年は横ばいから減少傾向となっており，2022（令和4）年では，50万4,878組であったが，前年より3,740組増加した。人口千人あたり（人口千対）の婚姻率は4.1で前年と同じであった。これらを図2-7に示した。

2）　少子化の主な要因

　近年の日本は，ライフスタイルや価値観が昔と比べて大幅に変化，また多様化し，未婚の人が増え，婚姻年齢が高くなっている。また，欧米と比べて結婚と妊娠がかなり結びついているため，婚姻件数が減少すると出生数もおおむね少なくなる傾向にある。

　2020（令和2）年国勢調査報告によれば，年齢階級別未婚割合は，30〜34歳において男性では1980（昭和55）年で21.5％だったものが，2020（令和2）年では51.8％とほぼ倍増している。同じく30〜34歳の女性では9.1％から38.5％と4倍以上となっている。50〜54歳に関しては男性が2.1％から26.6％へ，女性が4.4％から16.5％となっている。これらは未婚化あるいは非婚化の傾向を示しており，出生数の減少につながる（図2-8）。

　平均初婚年齢についても，夫・妻ともに高くなっている。1950（昭和25）年の平均初婚年齢は夫が25.9歳，妻が23.0歳であったが，2022（令和4）年では夫31.1歳，妻29.7歳にまで上昇している（ただし，年齢差は縮まっている）（表2-6）。これらの現象は**晩婚化**，ひいては**晩産化**につながり，生殖機能の低下による不妊治療が必要となり，妊娠および出産が困難な状況となっている。

　まとめると，少子化の主な原因として，①未婚化・非婚化の進行，②晩婚化・晩産化の

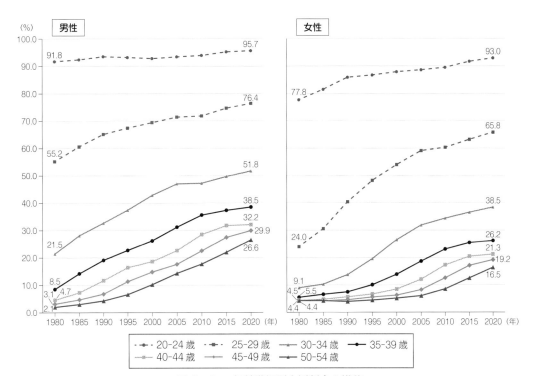

図2-8　年齢階級別未婚割合の推移

出典）総務省統計局：2020（令和2）年国勢調査報告，2021.

表 2 - 6　平均初婚年齢と夫婦の年齢差の推移

（単位：歳）

	夫	妻	年齢差
1950（昭和 25）年	25.9	23.0	2.9
1960（昭和 35）年	27.2	24.4	2.8
1970（昭和 45）年	26.9	24.2	2.7
1980（昭和 55）年	27.8	25.2	2.6
1990（平成 2 ）年	28.4	25.9	2.5
2000（平成 12）年	28.8	27.0	1.8
2010（平成 22）年	30.5	28.8	1.7
2020（令和 2 ）年	31.0	29.4	1.6
2021（令和 3 ）年	31.0	29.5	1.5
2022（令和 4 ）年	31.1	29.7	1.4

出典）厚生労働省：2022（令和 4）年人口動態統計，2021.

進行の 2 つの流れが挙げられる。その背景には，バブル崩壊以降長く続く不況，非正規雇用の増大等による経済的な問題がまずあると考えられる。正規雇用で賃金が一定程度あり，残業がない・あっても少ない状態でなければ，「婚活」も結婚も，ましてや子育ても難しいと考えるのは当然のことである。その上，核家族世帯の子育ての負担感が大きく，保育施設等の拡充がなされているが，抜本的対策となっていないのが現状である。

（2）離　　婚

離婚件数は 1960（昭和 35）年ごろから増加傾向にあったが，2002（平成 14）年をピークに減少傾向にある（図 2 - 9）。離婚率・件数ともにほぼ同様の推移を示している。2022（令和 4）年の離婚件数は 17 万 9,096 組で前年より 5,288 組減少し，人口千対の離婚率は 1.47（前年は 1.50）となった。

なお，2022 年の離婚件数／婚姻件数は 0.35 であることから，「3 組に 1 組が離婚する」とよくいわれるが，2022 年に婚姻した 50 万組のうち 18 万組が離婚しているわけではないので注意が必要である。同居期間別にみた離婚件数の構成割合をみると，1975（昭和 50）年では結婚後 5 年未満の離婚が 49.4％であるのに対し，2022 年では 31.7％に減少し，同居 20 年以上においては 5.8％から 23.5％に増加しているという特徴がある。

■ 4．死亡の状況

4.1　死亡率の動向：粗死亡率・年齢調整死亡率

ある国・地域で，ある年に死亡する人がどれくらいいるのか，それはこれまでと比べて

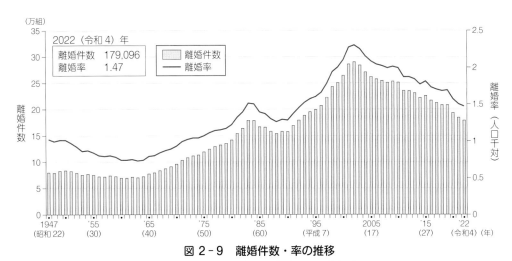

図 2-9　離婚件数・率の推移

出典）厚生労働省：2022（令和 4）年人口動態統計，2023.

増えているのか減っているのか，また，どのような原因で死亡しているのかを知ることは，国の状態や医療の状況を把握する上で重要である。

　2022（令和 4）年の死亡数は 156 万 9,050 人で前年より 12 万 9,194 人増加した。粗死亡率（単に，死亡率ともいう）は，以下の式で表され，2022 年の**粗死亡率**は12.9 であった（前年の 11.7 より上回った）（表 2-5）。

$$粗死亡率 = \frac{その年の死亡数}{その年の人口} \times 1,000$$

　粗死亡率と年齢調整死亡率の年次推移を表 2-7 に示した。

　粗死亡率は 1950（昭和 25）年では高かったが，その後次第に下がり，2000（平成 12）年から再び上昇に転じている。これは，当初は衛生・栄養状態が改善し医療技術が進歩したことにより死亡が少なくなったことが理由であり，その後，高齢化が進み，高齢者が死亡することにより粗死亡率が上昇したと考えられる。

　このように，死亡の状況はその集団の中にどれくらい高齢者が多く含まれているか，すなわち，老年人口割合（高齢化率）によって大きく変化する。老年人口割合が50%の市と10%の市（どちらも同じ人口だとする）では前者の死亡数が多いのはいうまでもなく，比較にならない。そこで，粗死亡率の代わりに年齢調整死亡率を用いることでその影響を調整することができる。

$$年齢調整死亡率 = \frac{観察集団の年齢階級別期待死亡数の総和}{基準集団の総人口} \times 100$$

　※　観察集団の年齢階級別期待死亡数の総和
　　＝〔観察集団の年齢階級別死亡率×基準集団のその年齢階級別人口〕の総和

年齢調整死亡率は基準人口を用いて年齢構成のゆがみを補正するため，死亡の状況の時

表 2 - 7 粗死亡率・年齢調整死亡率（人口千対）の推移

	粗死亡率[1]			年齢調整死亡率[2]	
	総数	男	女	男	女
1950（昭和 25）年	10.9	11.4	10.3	42.2	32.8
1960（昭和 35）年	7.6	8.2	6.9	37.5	27.8
1970（昭和 45）年	6.9	7.7	6.2	32.3	23.7
1980（昭和 55）年	6.2	6.8	5.6	25.7	17.9
1990（平成 2 ）年	6.7	7.4	6.0	21.3	13.4
2000（平成 12）年	7.7	8.6	6.8	17.6	9.8
2010（平成 22）年	9.5	10.3	8.7	15.6	8.3
2020（令和 2 ）年	11.1	11.8	10.5	13.3	7.2
2021（令和 3 ）年	11.7	12.4	11.1	13.6	7.4
2022（令和 4 ）年	12.9	13.5	12.3	14.4	7.9

注 1 ）年齢調整死亡率と併記したので粗死亡率と表したが，単に死亡率といっているものである。
　2 ）年齢調整死亡率の基準人口は「平成 27 年モデル人口」であり，年齢 5 歳階級別死亡率により算出した。
出典）厚生労働省：2022（令和 4 ）年人口動態統計，2023.

系列比較や国際比較，都道府県間の比較に適している。国や県よりも人口の少ない市町村等においては年齢調整死亡率を用いず，**標準化死亡比**（SMR）を算出する。SMR は以下の式で算出する。

$$SMR = \frac{実際の死亡数}{期待死亡数} \times 100$$

　※　期待死亡数
　　＝〔基準集団の各年齢階級別死亡率〕×〔観察集団のその年齢階級別人口〕の総和

　表 2 - 7 をみると，年齢調整死亡率は低下傾向にあり，2022（令和 4 ）年では男性で14.4，女性で7.9 である。粗死亡率の年次推移のときにみられた高齢化による「再上昇」はみられない。文字どおり年齢の影響（ここでは高齢化の影響）を調整できたためである。

4.2 死因別死亡率の動向

　死因統計は，その国・地域の健康に関する課題を把握する上で大きな意味をもつ重要な資料である。死因統計のもととなるのは死亡診断書（あるいは死体検案書）である。死因統計の分類は，世界保健機関（WHO）の「**疾病及び関連保健問題の国際統計分類**」（ICD：International Statistical Classification of Diseases and Related Health Problems）に準拠して作成された「**疾病，傷害及び死因の統計分類**」をもとに定められた方法に従って行われている。ICD は第 10 回改訂版（ICD-10）が用いられてきたが，2018 年 6 月に第 11 回改訂版（ICD-11）が WHO より公表され，2022 年 1 月に ICD-11 を正式に発効した。現在，日本国内で導入すべく翻訳，疾病分類表や死因分類表の作成・見直しが行われている。

（1）主要死因別の死亡の状況

　主要死因別にみた人口10万対の粗死亡率の推移を図 2-10 に，年齢調整死亡率の推移を図 2-11 に示した。戦後の死因第 1 位は感染症である結核であったが，抗生剤の登場により死亡率は急激に下がった。次いで 1 位となったのは脳血管疾患である。1980 年代前半から 1 位となり現在も上昇し続けているのが悪性新生物（がん）である。近年，高齢化の影響もあって 1980 年代から肺炎が上昇，2000 年代半ばから老衰が急激に上昇しているのも大きな特徴である。老衰は，高齢者で他に記載すべき死亡の原因がない，いわゆる自然死の場合に用いる死因である。

　性別にみた主な死因の順位と人数および構成割合を表 2-8 に示した。2022（令和 4）年では男女を合わせた総数の 1 位が悪性新生物（がん）で全体の 24.6%，2 位が心疾患（高血圧性を除く）で 14.8%，3 位が老衰で 11.4%，4 位が脳血管疾患で 6.9%，5 位が肺炎で 4.7% となっている。かつて 3 大死因と呼ばれていた悪性新生物，心疾患，脳血管疾患といういわゆる生活習慣病で全体の 46.2% を占めている。また，性別にみると若干順位が異なっている。なお，新型コロナウイルス感染症の死亡数については，2022 年が 47,638 人（構成割合は 3.0%），2021（令和 3）年は 16,766 人（1.2%）であった。

　以下，主な死因の特徴を挙げていく。

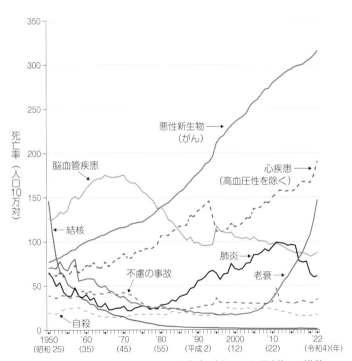

図 2-10　主要死因別にみた死亡率（人口 10 万対）の推移

注）死因分類は ICD-10（2013 年版）準拠による。なお，1994（平成 6）年までは ICD-9 による。

出典）厚生労働省：2022（令和 4）年人口動態統計，2023.

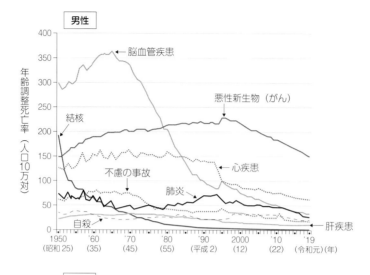

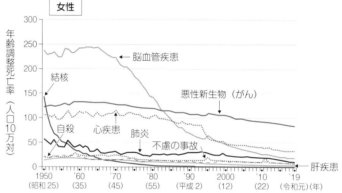

図2-11 性・主要死因別にみた年齢調整死亡率（人口10万対）の推移

出典）厚生労働省：2019（令和元）年人口動態統計，2020.

1）悪性新生物（がん）

　2022（令和4）年における**悪性新生物**（がん）（以下，がんと記す）の死亡数は38万5,797人で，総死亡総数の24.6％を占め，一貫して増加傾向を示している。死因順位は1981（昭和56）年以降1位であり，男女別では男性が22万3,291人，女性が16万2,506人となっている。部位別にみると男性では肺がんが，女性では大腸がんが最も多い。以下，主な部位別の特徴を述べる。

　①　**肺がん**　2022年における肺がんの死亡数は，男性で5万3,750人，女性で2万2,913人であり，がん死亡全体に占める割合は男性24.1％，女性14.1％となっている。年齢調整死亡率の推移をみると，男女ともに1990年代後半～2010（平成22）年ごろまでピークがみられていたが，その後は減少傾向がみられる。喫煙の影響が大きく，喫煙率の低下から遅れて数十年後に肺がん死亡も低下がみられた。

　②　**大腸がん**　2022年における大腸がんの死亡数は，男性2万8,099人（がん死亡全

表 2 - 8　性別にみた死因順位（第 10 位まで）別死亡数・死亡率（人口 10 万対）・構成割合

死　　因	死因順位	2022（令和 4）年 死亡数（人）	死亡率	死亡総数に占める割合(%)	死因順位	2021（令和 3）年 死亡数（人）	死亡率	死亡総数に占める割合(%)	対前年増減 死亡数（人）	死亡率
						総　数				
全死因		1,569,050	1,285.8	100.0		1,439,856	1,172.7	100.0	129,194	113.1
悪性新生物（がん）	(1)	385,797	316.1	24.6	(1)	381,505	310.7	26.5	4,292	5.4
心疾患[2]	(2)	232,964	190.9	14.8	(2)	214,710	174.9	14.9	18,254	16.0
老衰	(3)	179,529	147.1	11.4	(3)	152,027	123.8	10.6	27,502	23.3
脳血管疾患	(4)	107,481	88.1	6.9	(4)	104,595	85.2	7.3	2,886	2.9
肺炎	(5)	74,013	60.7	4.7	(5)	73,194	59.6	5.1	819	1.1
誤嚥性肺炎	(6)	56,069	5.9	3.6	(6)	49,488	40.3	3.4	6,581	5.6
不慮の事故	(7)	43,420	35.6	2.8	(7)	38,355	31.2	2.7	5,065	4.4
腎不全	(8)	30,739	25.2	2.0	(8)	28,688	23.4	2.0	2,051	1.8
アルツハイマー病	(9)	24,860	20.4	1.6	(9)	22,960	18.7	1.6	1,900	1.7
血管性等の認知症[2]	(10)	24,360	20.0	1.6	(10)	22,343	18.2	1.6	2,017	1.8
						男				
全死因		799,420	1,347.8	100.0		738,141	1,236.7	100.0	61,279	111.1
悪性新生物（がん）	(1)	223,291	376.5	27.9	(1)	222,467	372.7	30.1	824	3.8
心疾患[2]	(2)	113,016	190.5	14.1	(2)	103,700	173.7	14.0	9,316	16.8
脳血管疾患	(3)	53,188	89.7	6.7	(3)	51,594	86.4	7.0	1,594	3.3
老衰	(4)	49,964	84.2	6.3	(5)	41,286	69.2	5.6	8,678	15.0
肺炎	(5)	42,851	72.2	5.4	(4)	42,341	70.9	5.7	510	1.3
誤嚥性肺炎	(6)	33,458	56.4	4.2	(6)	29,319	49.1	4.0	4,139	7.3
不慮の事故	(7)	24,652	41.6	3.1	(7)	22,026	36.9	3.0	2,626	4.7
腎不全	(8)	16,188	27.3	2.0	(8)	15,080	25.3	2.0	1,108	2.0
間質性肺疾患	(9)	14,815	25.0	1.9	(10)	13,581	22.8	1.8	1,234	2.2
自殺	(10)	14,362	24.2	1.8	(11)	13,508	22.6	1.8	854	1.6
						女				
全死因		769,630	1,227.2	100.0		701,715	1,112.2	100.0	67,915	115.0
悪性新生物（がん）	(1)	162,506	259.1	21.1	(1)	159,038	252.1	22.7	3,468	7.0
老衰	(2)	129,565	206.6	16.8	(3)	110,741	175.5	15.8	18,824	31.1
心疾患[2]	(3)	119,948	191.3	15.6	(2)	111,010	175.9	15.8	8,938	15.4
脳血管疾患	(4)	54,293	86.6	7.1	(4)	53,001	84.0	7.6	1,292	2.6
肺炎	(5)	31,162	49.7	4.0	(5)	30,853	48.9	4.4	309	0.8
誤嚥性肺炎	(6)	22,611	36.1	2.9	(6)	20,169	32.0	2.9	2,442	4.1
不慮の事故	(7)	18,768	29.9	2.4	(7)	16,329	25.9	2.3	2,439	4.0
アルツハイマー病	(8)	16,167	25.8	2.1	(8)	14,973	23.7	2.1	1,194	2.1
血管性等の認知症[2]	(9)	15,271	24.3	2.0	(9)	14,181	22.5	2.0	1,090	1.8
腎不全	(10)	14,551	23.2	1.9	(10)	13,608	21.6	1.9	943	1.6

注 1 ）死因順位に用いる分類項目（死因簡単分類表から主要な死因を選択したもの）による順位である。
　　2 ）「心疾患」は「心疾患（高血圧性を除く）」，「血管性等の認知症」は「血管性及び詳細不明の認知症」である。

（参考）死因別にみた性別死亡数・死亡率（人口 10 万対）・構成割合

死　　因		2022（令和 4）年 死亡数（人）	死亡率	死亡総数に占める割合(%)	2021（令和 3）年 死亡数（人）	死亡率	死亡総数に占める割合(%)	対前年増減 死亡数（人）	死亡率
熱 中 症	総数	1,477	1.2	0.1	755	0.6	0.1	722	0.6
	男	881	1.5	0.1	439	0.7	0.1	442	0.8
	女	596	1.0	0.1	316	0.5	0.0	280	0.5
自　殺	総数	21,252	17.4	1.4	20,291	16.5	1.4	961	0.9
	男	14,362	24.2	1.8	13,508	22.6	1.8	854	1.6
	女	6,890	11.0	0.9	6,783	10.8	1.0	107	0.2
新型コロナウイルス感染症	総数	47,638	39.0	3.0	16,766	13.7	1.2	30,872	25.3
	男	25,132	42.4	3.1	9,732	16.3	1.3	15,400	26.1
	女	22,506	35.9	2.9	7,034	11.1	1.0	15,472	24.8

出典）厚生労働省：2022（令和 4 ）年人口動態統計，2023.

体に占める割合 12.6%），女性 2 万 4,989 人（同 15.4%）である。年齢調整死亡率の推移をみると，男女とも 1995（平成 7）年ごろまで上昇していたが，その後緩やかに低下傾向を示し，近年は横ばいとなっている。

　　③　**胃がん**　　2022 年における胃がんの死亡数は，男性 2 万 6,455 人（同 11.8%），女性 1 万 4,256 人（同 8.8%）である。年齢調整死亡率の推移をみると，1970（昭和 45）年ごろから急激に下がっている。塩分摂取の制限などの食生活の改善，集団検診をはじめとした二次予防による早期発見・早期治療，治療技術の進歩などが要因として考えられる。加えて近年，胃がんの原因といわれるヘリコバクターピロリ（ピロリ菌）の感染率の低下（衛生環境の改善が大きい）および感染者に対する抗生剤による除菌が効果をあげているものと考えられる。

　　④　**女性のがん：乳がん，子宮がん**　　2022 年における乳がんの死亡数は 1 万 5,912 人（同 9.8%）であり，年齢調整死亡率の推移をみると，1960 年代半ばから上昇を続けている。自己触診や 40 歳以上における積極的な検診が望まれる。

　　2022 年における子宮がんの死亡数は 7,157 人（同 4.4%）である。子宮がんは子宮体がんと子宮頸がんに分けられるが，子宮頸がんは **HPV**（ヒトパピローマウイルス）の感染が原因であるとされる。HPV ワクチンは，子宮頸がんの原因の 50～70% を占める 16 型，18 型の 2 タイプのウイルス感染を防ぐ効果があり，WHO が接種を推奨している。HPV は性感染症であり，性的接触がある前に HPV ワクチンを接種することで子宮頸がんの予防が一定程度可能である。自治体から小学校 6 年生～高校 1 年生の接種対象女性へ予診票などを送る積極的勧奨を控えていた時期があったが，2022 年に再開した。なお，厚生労働省が積極的勧奨を差し控えていた時期に接種機会を逸した人へのキャッチアップ接種が，定期接種と同様に無料で行われている。

2）心　疾　患

　　2022（令和 4）年の**心疾患**による死亡数は 23 万 2,964 人で，死亡総数の 14.8% を占め，死因順位は第 2 位である。年齢調整死亡率は 1980 年代前半までは上昇していたが，その後は低下傾向となっている。

　　ここで心疾患とは，心筋梗塞や狭心症のような虚血性心疾患だけでなく，慢性リウマチ性心疾患，心不全などが含まれる。ただし，高血圧による心不全のような**高血圧性心疾患**は，高血圧性心疾患として別の分類項目となり，心疾患には含まれない。

　　心疾患の死亡率の推移を死因別により詳細にみたものが図 2-12 である。虚血性心疾患は横ばい傾向，心不全は上昇傾向にある。注目してほしいのは 1994（平成 6）年と 1995（平成 7）年の変動である。心疾患全体と心不全が大きく低下し，虚血性心疾患が若干上昇した。これは偶然でもなく，自然現象でもない。1995 年に，前述した ICD-10 への変更（第 9 回改訂版から第 10 回改訂版へとバージョンアップ）と死亡診断書様式が改正されたためである。疾患の終末期の状態としての「心不全」「呼吸不全」を死因として記載せず，原疾患（もとの疾患）を記載するようになったのである。統計の取り方の変更によって値が大きく変動するという代表的な例である。

　なお，心疾患による粗死亡率は上昇しているが，年齢調整死亡率は低下している。心疾患は生活習慣とともに加齢による影響も大きいことがわかる。

3）脳血管疾患

　2022（令和 4）年における**脳血管疾患**の死亡数は 10 万 7,481 人で，死亡総数の 6.9％を占め，死因順位は第 4 位となっている。人口 10 万人あたりの死亡率は 1970（昭和 45）年まで上昇を続けたがその後低下し，1995（平成 7）年に再度上昇し（これは，心疾患の項で述べたのと同じく，ICD-10 適用などの影響である），その後は再度低下傾向にある。

　脳血管疾患の死亡率の推移を死因別により詳細にみたものが図 2-13 である。1950 年代から 1960 年代半ばまでは脳内出血による死亡が多かったが，その後低下して 1990 年代以降は横ばいである。医療技術の進歩と塩分摂取基準を設けた**ポピュレーションアプローチ**による食塩摂取の制限によるものと考えられる。一方，脳梗塞による死亡は 1950 年代から上昇を続け，1995 年に ICD-10 による急激な上昇をみた。西洋型の脂肪分の多い食

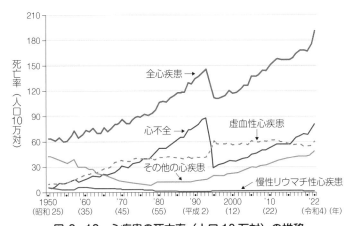

図 2-12　心疾患の死亡率（人口 10 万対）の推移
出典）厚生労働省：2022（令和 4）年人口動態統計，2023.

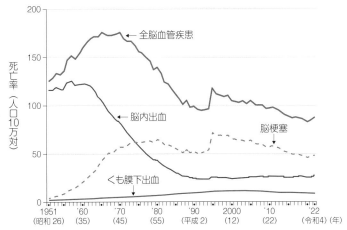

図 2-13　脳血管疾患の死亡率（人口 10 万対）の推移
出典）厚生労働省：2022（令和 4）年人口動態統計，2023.

事が影響していると考えられる。その後は低下傾向にあるが，治療方法の進歩により死亡が減少したと考えられる。ただし，片麻痺（体の右半分または左半分の麻痺）等の後遺症が残ることがあり，その際にはリハビリテーションが必要である。禁煙や節酒・減塩といった生活習慣の改善は，脳血管疾患を予防する上において重要である。

脳血管疾患の年齢調整死亡率は，全体としては1970年代以降は低下がみられ，特に脳内出血の劇的な低下が特徴的である。

4）肺　　炎

2022（令和4）年の**肺炎**による死亡数は7万4,013人で死亡総数の4.7％を占め，死因順位は第5位となっている。1900（明治33）年ごろから1920年代半ばにおいて肺炎は人口10万人あたりの粗死亡率が高く，死因の第1位を占めていたが，その後徐々に低下した後，1980（昭和55）年ごろから再び上昇を始めた。粗死亡率（人口10万対）を年齢階級別にみると（図2-14），1935（昭和10）年では乳幼児と高齢者で高く，2021（令和3）年では特に80歳以上の高齢者で急激に高くなっている。前者では生活・衛生環境や栄養状態によるもの，後者では高齢化によるものであると考えられる。

5）外　因　死

不慮の事故や**自殺**，**他殺**などのいわゆる外因死の死亡数は，2022（令和4）年で7万3,183人となっており，死亡総数の4.7％を占めている。

2021（令和3）年における年齢階級別にみた外因死の割合をみると，15〜24歳が最も多く，次いで25〜34歳となっており，若年層で高く（図2-15），若年層死亡の主な原因になっている。

①　**不慮の事故**　　2022年における不慮の事故による死亡数は4万3,420人で，死亡総数の2.8％を占めている。年齢階級別にみると，幼児期から青年期にかけて多く，その後50歳代から高齢になるにつれて上昇し，85歳以上では著しく高くなっている。種類別に死亡数をみると，総数では「転倒・転落・墜落」が最も多く1万1,569人で，次いで「窒息」が8,710人，「溺死及び溺水」が8,677人，「交通事故」が3,541人となっている。そのうち，乳児（0歳）では「窒息」が最も多53人となっている。

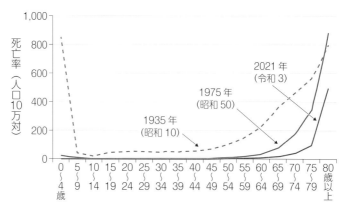

図 2-14　肺炎の年齢階級別死亡率（人口10万対）の年次比較

出典）厚生労働省：2022（令和4）年人口動態統計，2023.

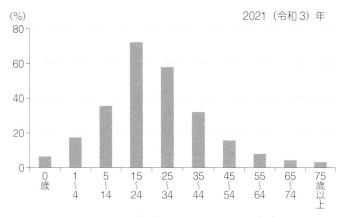

図 2-15　年齢階級別にみた外因死の割合

出典）厚生労働省：2022（令和 4）年人口動態統計，2023.

②　**自　殺**　2022 年における自殺による死亡数は 2 万 1,252 人で，死亡総数の 1.4% を占めている（表 2-8（参考））。人口 10 万対の自殺死亡率は 1958（昭和 33）年の 25.7 をピークとして，それ以降は相対的に低い状態が続いてきた。その後一時的な上昇・低下がみられたが，1992（平成 4）年から上昇傾向となった。2006（平成 18）年に**自殺対策基本法**が施行され，様々な対策がなされたこともあり，交通事故死よりも多い「年間 3 万件」を超える状態は脱することができた。しかしながら，2020（令和 2）年は 16.4 と上昇し，2021 年は 16.5，2022 年は 17.4 となっている。

これまでで特徴的なことは，女性に比べて男性において自殺率が高い。若年層については，1960（昭和 35）年が最も高く，その後低下したものの，2021 年には再び上昇している。1990（平成 2）年で 40，50 歳代の男性における自殺が女性に比べ顕著に多かった。バブル崩壊などの影響があったものと推測される。また，高齢者の自殺はどの年代も大きな課題であったが，2021 年はそれまでと比べ低下している。新型コロナウイルス感染症流行下においては，「女児・若年女性の自殺の増加」がこれまでと比べて特徴的である。

自殺の原因・動機が特定できている人のうち，最も多いのは健康問題で 2022 年では 66.7% となっている。次いで家庭問題（24.9%），経済・生活問題（24.5%）と続いている（遺書や遺族の証言等による複数回答による集計のため，合計は 100% を超える）。

（2）年齢階級別にみた死因順位

死因の構造は年齢階級によって異なる。表 2-9 は 2022（令和 4）年における死因順位・死亡率（出生 10 万対）を年齢階級別にみたものである。乳児（0 歳）における死因の第 1 位は「先天奇形，変形及び染色体異常」であり，第 2 位が「周産期に特異的な呼吸障害等」，第 3 位が「不慮の事故」，第 4 位が「乳幼児突然死症候群」，第 5 位が「妊娠期間等に関連する障害」となっている。「自殺」は 10～39 歳の死因の第 1 位，悪性新生物〈腫瘍〉は 5～9 歳，40～89 歳の死因の第 1 位，「老衰」は 90 歳以上の死因の第 1 位となっている。

表 2 - 9　死因順位別にみた年齢（5 歳階級）別死亡率（人口 10 万対）

死因および死亡率	第 1 位		第 2 位		第 3 位		第 4 位		第 5 位	
総数	悪性新生物（がん）	316.1	心疾患	190.9	老衰	147.1	脳血管疾患	88.1	肺炎	60.7
0 歳	先天奇形，変形及び染色体異常	62.7	周産期に特異的な呼吸障害等	26.2	不慮の事故	7.8	乳幼児突然死症候群	5.7	妊娠期間等に関連する障害	5.4
1〜4 歳	先天奇形，変形及び染色体異常	3.4	不慮の事故	1.7	悪性新生物（がん）	1.4	心疾患	0.8	肺炎	0.5
5〜9 歳	悪性新生物（がん）	1.8	先天奇形，変形及び染色体異常	0.6	不慮の事故	0.6	その他の新生物〈腫瘍〉	0.3	心疾患	0.3
10〜14 歳	自殺	2.3	悪性新生物（がん）	1.6	不慮の事故	0.6	先天奇形，変形及び染色体異常	0.5	心疾患	0.4
15〜19 歳	自殺	12.2	不慮の事故	3.6	悪性新生物（がん）	2.3	心疾患	0.8	先天奇形，変形及び染色体異常	0.5
20〜24 歳	自殺	21.3	不慮の事故	4.5	悪性新生物（がん）	2.5	心疾患	1.4	脳血管疾患	0.5
25〜29 歳	自殺	19.4	悪性新生物（がん）	4.1	不慮の事故	3.6	心疾患	2.0	脳血管疾患	0.6
30〜34 歳	自殺	18.4	悪性新生物（がん）	7.9	心疾患	3.5	不慮の事故	3.4	脳血管疾患	1.7
35〜39 歳	自殺	19.5	悪性新生物（がん）	14.1	心疾患	5.6	不慮の事故	3.9	脳血管疾患	3.3
40〜44 歳	悪性新生物（がん）	25.4	自殺	20.5	心疾患	9.7	脳血管疾患	7.7	肝疾患	5.1
45〜49 歳	悪性新生物（がん）	47.2	自殺	21.5	心疾患	18.1	脳血管疾患	12.8	肝疾患	8.8
50〜54 歳	悪性新生物（がん）	82.4	心疾患	30.7	自殺	23.4	脳血管疾患	19.8	肝疾患	13.3
55〜59 歳	悪性新生物（がん）	141.0	心疾患	47.6	脳血管疾患	26.0	自殺	22.8	肝疾患	18.4
60〜64 歳	悪性新生物（がん）	242.2	心疾患	74.9	脳血管疾患	38.6	肝疾患	22.3	自殺	20.2
65〜69 歳	悪性新生物（がん）	404.3	心疾患	112.8	脳血管疾患	58.2	不慮の事故	26.3	肝疾患	26.2
70〜74 歳	悪性新生物（がん）	635.1	心疾患	190.0	脳血管疾患	99.4	肺炎	44.7	不慮の事故	42.5
75〜79 歳	悪性新生物（がん）	877.3	心疾患	313.0	脳血管疾患	171.0	肺炎	95.9	不慮の事故	71.5
80〜84 歳	悪性新生物（がん）	1,218.7	心疾患	612.8	脳血管疾患	311.4	老衰	255.9	肺炎	219.7
85〜89 歳	悪性新生物（がん）	1,669.4	心疾患	1,276.8	老衰	911.6	脳血管疾患	595.0	肺炎	471.9
90〜94 歳	老衰	2,931.5	心疾患	2,566.6	悪性新生物（がん）	2,026.0	脳血管疾患	1,022.1	肺炎	914.4
95〜99 歳	老衰	8,273.4	心疾患	4,870.2	悪性新生物（がん）	2,274.5	脳血管疾患	1,690.5	肺炎	1,597.3
100 歳以上	老衰	20,931.0	心疾患	6,811.5	脳血管疾患	2,283.9	肺炎	2,128.7	悪性新生物（がん）	1,957.5

出典）厚生労働省：2022（令和 4）年人口動態統計，2023.

4.3　母子の死亡の動向

　母子の死亡の動向は，その国・地域における医療水準や公衆衛生水準，社会経済的背景を含む母子保健水準を表す重要な指標となる。

（1）乳児死亡・新生児死亡

　生後 1 年未満の死亡を**乳児死亡**といい，乳児死亡率は出生千対あるいは出生 10 万対で表す（人口千対あるいは 10 万対ではないことに注意）。2022（令和 4）年の乳児死亡数は 1,356 で，乳児死亡率は出生千対で 1.8 である（表 2-5）。生後 4 週未満の死亡を新生児死亡，出生後 1 週未満の死亡を早期新生児死亡といい，乳児死亡と同じく出生千対あるいは 10 万対で表す。2022 年の新生児死亡率は出生千対で 0.8，早期新生児死亡は同じく 0.6 である（概数）。

　日本の乳児死亡率および新生児死亡率は，終戦直後はかなり高い水準にあったがその後大幅に改善がみられ，現在では欧米諸国と比較してもかなり低率となっている。

$$乳児死亡率 = \frac{乳児死亡数}{出生数} \times 1,000 \ （あるいは 10 万）$$

$$新生児死亡率 = \frac{新生児死亡数}{出生数} \times 1,000 \ （あるいは 10 万）$$

$$早期新生児死亡率 = \frac{早期新生児死亡数}{出生数} \times 1,000 \ （あるいは 10 万）$$

　乳児死亡の原因は，先天的なものと後天的なものに分けられる。生後しばらくの間は，環境に対する適応力が弱く，妊娠・分娩からの影響もあって不安定な時期であり，生後 4 週未満の新生児死亡，特に生後 1 週未満の早期新生児死亡は，先天的な要因によることが多い。これに対して，新生児期以降になると，細菌感染や不慮の事故など後天的な原因による死亡が多くなる。

（2）周産期死亡

　周産期死亡は，妊娠満 22 週以後の死産と生後 1 週未満の早期新生児死亡を合わせたもので，出産（出生＋死産）千対である周産期死亡率として表す。

$$周産期死亡率 = \frac{妊娠満 22 週以後の死産数}{早期新生児死亡数} \times 1,000$$

　周産期死亡の原因は，児側と母側の病態で観察する。2021（令和 3）年における周産期死亡全体の原因を児側病態からみると，「周産期に発生した病態」が 88.1％，「先天奇形，変形及び染色体異常」が 10.2％で，この両者でほとんどを占めている。母側病態からみると，「母体に原因なし」が 40.7％，「現在の妊娠とは無関係の場合もありうる母体の病態」が 30.5％，「胎盤，臍帯及び卵膜の合併症」が 22.0％となっている。

（3）妊産婦死亡

　妊産婦死亡とは，妊娠中または妊娠終了後満 42 日未満の女性の死亡で，妊娠の期間と部位には関係しないが，妊娠もしくはその管理に関連した，またはそれらによって悪化したすべての原因によるものをいう。ただし，不慮または偶発の原因によるものを除く。

　2021（令和 3）年の妊産婦死亡数は 21 人，そのうち妊娠時における産科的合併症が原因で死亡した「直接産科的死亡」は 14 人，直接産科的原因によるものではないが，妊娠前から存在した疾患または妊娠中に発症した疾患により，妊娠の生理的作用によって悪化し死亡した「間接産科的死亡」は 5 人となっている。

　出産（出生＋死産）10 万対の妊産婦死亡率は 2021 年 2.5 である。

$$産婦死亡率 = \frac{妊産婦死亡数}{出生数 + 死産数} \times 10 万$$

（4）死　　　産

　死産とは，妊娠満 12 週以後の死児の出産のことである。**人工死産**と**自然死産**に分けられ，人口動態統計として計上される。死産率は出産（出生＋死産）千対で表す。

1）人工死産と自然死産

　人工死産とは，胎児の母体内生存が確実なときに人工的処置を加えたことにより死産に至った場合をいう。また，人工死産以外のすべての死産を自然死産という。2022（令和 4）年の死産数は 1 万 5,179 胎，そのうち人工死産数は 7,788 胎，自然死産数は 7,391 胎であり，死産率は出産千対で 19.3，人工死産率は同 9.9，自然死産率は同 9.4 となっている。

　人工死産率は 1955（昭和 30）年前後に 50 を上回ったが，1974（昭和 49）年に 16.4 まで低下した。その後再上昇し，1985（昭和 60）年に自然死産を上回った後は低下傾向にある。一方，自然死産率は 1950（昭和 25）年以降上昇傾向となり 1961（昭和 36）年に 54.3 となった後は低下傾向にある。

　死産の原因は胎児側と母側の 2 つの側面がある。2021（令和 3）年の死産 1 万 6,277 胎についてその原因を胎児側病態からみると，そのほとんどが「周産期に発生したその他の障害」であり，わずかに「先天奇形，変形及び染色体異常」がある。一方，母側病態からみると，「現在の妊娠とは無関係の場合もありうる母体の病態」が多く，その中では「母体の感染症及び寄生虫症によるもの」「母体の腎及び尿路疾患によるもの」が多い。

2）人工妊娠中絶

　死産統計では，**母体保護法**による人工妊娠中絶のうち，妊娠満 12 週から満 22 週未満までのものを含んでいる。人工妊娠中絶は 1965（昭和 30）年に 117 万 143 件あったものが順次減少していき，2022（令和 4）年は 12 万 2,725 件まで低下した。妊娠週別割合をみると，母体の負担が比較的軽い満 11 週以前の妊娠初期が 9 割以上を占めている。

　図 2-16 に，人工死産，自然死産および人工妊娠中絶の範囲を示した。人工死産のうち「法による」と書いているものは母体保護法のことである。

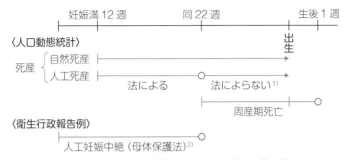

図 2-16　死産・周産期死亡と人工妊娠中絶の範囲

注 1）母体の生命を救うための緊急避難の場合などに限られる（死亡診断書・出生証明書・死産証書記入
　　　マニュアル（平成 7 年版））。
　　2）1991（平成 3）年以降，従来の「妊娠満 23 週以前」が「妊娠満 22 週未満」となった。
　　3）○は未満を示す。
出典）厚生労働統計協会：国民衛生の動向 2023/2024.

表 2-10　世界各国における死亡率および年齢調整死亡率（人口 10 万対）

国名（年次）	死亡率	年齢調整死亡率
日本（2020）	1,112.5	282.2
カナダ（2019）	759.4	352.1
アメリカ合衆国（2020）	1,022.3	547.6
フランス（2017）	911.1	350.0
ドイツ（2020）	1,185.1	406.0
イタリア（2019）	1,079.2	323.9
オランダ（2020）	963.2	383.6
スウェーデン（2018）	906.6	352.9
イギリス（2020）	1,026.9	431.3
オーストラリア（2021）	667.5	317.4
ニュージーランド（2016）	669.1	364.2

注）死亡率，年齢調整死亡率は，WHO, Mortality Database における各国の最
　　新値（令和 5 年 8 月時点）。
出典）厚生労働省：2022（令和 4）年人口動態統計. 2023.

4.4　死亡の国際比較

死亡率，PMI の国際比較

　死亡の状況について国際比較を行うと，総じて日本の粗死亡率は高齢化が進んでいるた
めに他国に比べて高い水準にあるが，年齢構成の影響を取り除いた年齢調整死亡率は低い
水準となっている（表 2-10）。

　総死亡に占める 50 歳以上の死亡割合を PMI（proportional mortality indicator）という。

$$\mathrm{PMI} = \frac{50\,歳以上死亡数}{総死亡数} \times 100$$

開発途上国では死亡に関する詳細なデータが入手困難な場合がある。しかしながら，死亡に関するデータでも比較的把握しやすい，死亡総数とそのうちの50歳以上の死亡者数という2つのデータがわかればPMIを算出することができる。比較的若い世代の死亡が多ければPMIは低くなり，高齢者の死亡が多ければ高くなる。PMIが高いほどその集団の健康度が高いことを意味している。日本は2010（平成22）年で95.8％に達している。最近では，高齢化の進展とともに50歳とせずに65歳でPMIを示すようになっており，日本は2021（令和3）年で91.3％であり，諸外国と比べて高い水準である。

■5．健康状態・受療状況

5.1　有訴者率・通院者率：国民生活基礎調査

国民生活基礎調査は，国民の保健，医療，福祉，年金，所得など国民生活の基礎的な事項を世帯面から総合的に把握する調査として，全国から無作為抽出された世帯および世帯員を対象に，3年ごとに大規模調査，その中間の2年間は簡易な調査が実施されている**標本調査**である。本調査は毎年実施しているが，2020（令和2）年は新型コロナウイルス感染症の影響のため中止された。国民生活基礎調査では，健康や介護に関することは3年に1回の大規模調査の年に調査される。また，調査対象が医療機関ではなく個人（世帯員）であるため，病名（疾病名）が主観的であるが，医療機関に行っていない人も把握することができるという特徴がある。ここでは2022（令和4）年の13回目にあたる大規模調査の結果を以下に示す。

(1) 有訴者率

病気やけが等で自覚症状のある者を**有訴者**といい，その割合である有訴者率は人口千人あたり276.5である。有訴者率を性別にみると，男性が246.7，女性が304.2と，女性が高くなっている。年齢階級別にみると，男女とも10〜19歳が最も低く，それ以降は年齢が高くなるにつれて有訴者率も高くなっている（図2-17）。

性別にみた有訴者率の上位5症状（図2-18）は男性で「腰痛」「肩こり」「頻尿」「手足の関節が痛む」「鼻がつまる・鼻汁が出る」の順であり，女性で「腰痛」「肩こり」「手足の関節が痛む」「目のかすみ」「頭痛」の順であった。

(2) 通院者率

病気やけがで病院や診療所，施術所（あんま・はり・きゅう・柔道整復師）に通っている者を通院者といい，その割合である**通院者率**は人口千人あたりで417.3であり，男性401.9，女性431.6となっている。年齢階級別にみると，男性では20〜29歳，女性では10〜19歳が最も低く，年齢が高くなるにつれて上昇し，80歳以上では総数727.6，男性740.0，女性719.2となっている（図2-19）。65歳以上では3人に2人以上がなんらかの

2022（令和 4）年

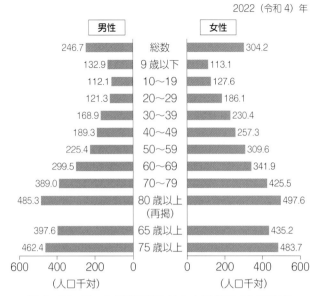

図 2-17　性・年齢階級別にみた有訴者率（人口千対）

注）総数には年齢不詳を含む。

出典）厚生労働省：2022（令和 4）年国民生活基礎調査，2023.

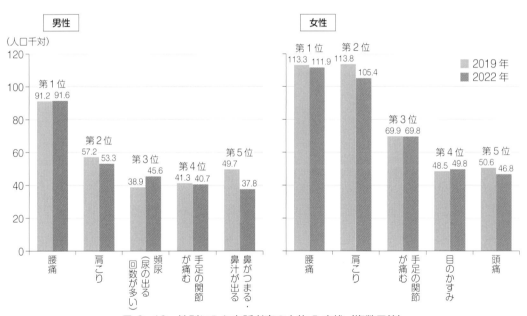

図 2-18　性別にみた有訴者率の上位 5 症状（複数回答）

出典）厚生労働省：2022（令和 4）年国民生活基礎調査，2023.

傷病で通院している計算になる。

　傷病別にみると，男性では高血圧症での通院者率が 146.7 と最も多く，糖尿病 70.8，脂質異常症 53.7 が続いており，女性でも最も多いものは高血圧 135.7 で，次いで脂質異常症 77.2，眼の病気 65.4 となっている（図 2-20）。

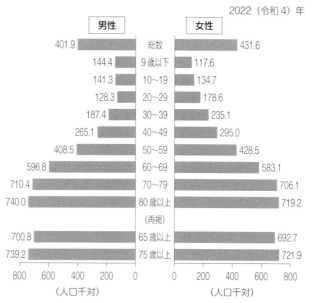

図 2-19　性・年齢階級別にみた通院者率（人口千対）

注）総数には年齢不詳を含む。
出典）厚生労働省：2022（令和4）年国民生活基礎調査，2023.

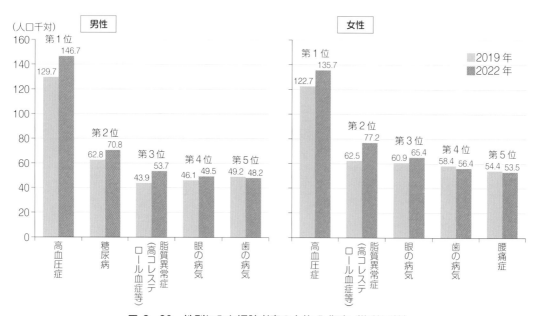

図 2-20　性別にみた通院者率の上位5傷病（複数回答）

注）通院者には入院者は含まないが，通院者率を算出するために分母となる世帯人員には入院者を含む。
出典）厚生労働省：2022（令和4）年国民生活基礎調査，2023.

（3）その他，介護が必要となった要因

　国民生活基礎調査では上記のほかに，悩みやストレスの状況，心の状態，健診や人間ドックの受診状況，がん検診の受診状況などが調査されている。20歳以上の者（入院者を除く）について，過去1年間の健診（健康診断や人間ドック）の受診状況をみると，受けた者は69.6％，受けなかった者は29.1％であり，男性では74.0％，女性では65.6％と女性のほうが低い。

　高齢者になると介護保険制度の各種介護サービスを利用することがあるが，国民生活基礎調査では介護が必要となった主な原因についても調査が行われており，図2-21にそれを示した。

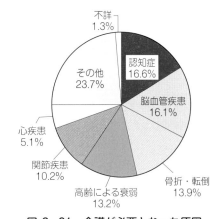

図2-21　介護が必要となった原因

出典）厚生労働省：2022（令和4）年国民生活基礎調査，2023.

最も多いのが認知症で16.6％，次いで脳血管疾患（脳卒中）が16.1％，骨折・転倒13.9％，高齢による衰弱13.2％，関節疾患10.2％と続く。

5.2　受療率：患者調査

　患者調査は，全国の医療施設（病院，一般診療所，歯科診療所）を利用する患者の傷病などの状況を把握するため，3年に1度実施されている。患者調査は医療機関を通じて調査されるため，医療機関に来院しない人々のことは把握できないが，疾病の診断は医師が行っているので，正確性が高いという特徴をもつ。2020（令和2）年のものを以下に示す（図2-22）。

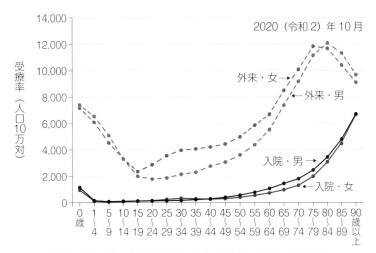

図2-22　性・年齢階級別にみた受療率（人口10万対）

出典）厚生労働省：2020（令和2）年患者調査，2021.

（1）推計患者数，受療率

　2020（令和2）年10月の調査日に全国の医療施設で受療した**推計患者数**は，入院患者が121.1万人，外来患者が713.8万人である。患者の年齢でみると，65歳以上が入院の74.7％，外来の50.7％を占めている。

　これを人口10万人あたりでみたものが**受療率**となるが，全国の入院受療率は960，外来受療率が5,658である。数値が大きいので100人あたりに変換すると，0.96と5.658となる。これは調査日に人口の約1％が入院していて，約6％が外来を受診したことと同じである。受療率を性・年齢階級別にみると，入院では男性が5～9歳の79が最も低く，90歳以上の6,706が最も高い。女性は5～9歳の64が最も低く，90歳以上の6,673が最も高い。受療率は，乳児のときに入院・外来ともに多く，小児期に最も少なくなり，高齢期になるほど入院が増えるが，外来については75～84歳をピークにその後は減少している。なお，20～30歳代の女性で男性に比べて受療率が高いのは，妊娠・出産に関連する通院の影響も考えられる。

　患者調査では，受療率をICD-10に基づいた疾病分類別にも調査している。大分類でみた場合，総数の入院で最も多いのが「精神及び行動の障害」，次いで循環器系の疾患であり，外来で最も多いのは「消化器系の疾患」，次いで「健康状態に影響を及ぼす要因及び保健サービスの利用」となっている。疾病名を総数でみると，入院で最も多いのが「統合失調症，統合失調症型障害及び妄想性障害」であり，外来では「高血圧性疾患」が最も多い。

（2）退院患者の平均在院日数

　2020（令和2）年9月中に退院した患者について，在院日数の平均である平均在院日数は総数で32.3日，施設の種類別では「病院」33.3日，「一般診療所」19.0日となっており，年次推移でみるとおおむね短縮傾向にある。傷病分類別（大項目）にみると，「精神及び行動の障害」が294.2日，「神経系の疾患」が83.5日，「循環器系の疾患」が41.5日となっている。疾病名でみると，「統合失調症，統合失調症型障害及び妄想性障害」が570.6日であり，65歳以上であると1,147.7日と他の疾患と比べて突出している。統合失調症の人には，すでに症状がよくなっていて通院治療に切り替えられるにもかかわらず入院が続く，いわゆる「社会的入院」の人が少なからずいる。これは医療機関や本人，家族だけの問題ではない。地域社会にいまだに残る精神疾患とその患者に対する偏見や差別を取り除き，グループホームなどをはじめとする退院後の住まいの確保による地域移行等に向けた取り組みがより必要である。

第3章 健康に影響する生活要因

■1. 生活習慣要因と生活習慣病

1.1 生活習慣病対策の背景

　わが国における健康課題は，栄養の欠乏症対策が主であったが，その後，生活習慣の変化により，動物性たんぱく質や脂質の過剰摂取，身体活動不足に伴う生活習慣病対策が重要視され，現在は，栄養不良の二重負荷（主に，中高年男性の過栄養，高齢者と若年女性の低栄養）が問題となっている。生活習慣病対策は，栄養・食生活と運動・身体活動の観点のみならず，生活や労働環境など様々な環境要因を考慮した対策が必要である。また，糖尿病，高血圧，脂質異常症，慢性腎臓病（CKD）などの生活習慣病は，悪性新生物，虚血性心疾患，脳卒中，末期腎不全などの危険因子となることからも対策が急務であり，生活習慣病を予防することが国民全体の健康の維持・増進につながる。

1.2 生活習慣病およびその対策

（1）生活習慣病とは

　生活習慣病とは，栄養・食生活，運動・身体活動，飲酒，喫煙などの生活習慣が発症の要因となる疾患の総称であり，1996（平成8）年に成人病から言い換えられたものである。成人病が，加齢に伴い発症リスクが増大する悪性新生物，脳血管疾患，心血管疾患など死亡率の高い疾患を指すのに対し，生活習慣病は，遺伝要因，社会環境要因を含む「食習慣，運動習慣，休養，喫煙，飲酒習慣等の生活習慣が，その発症・進行に関与する疾患群」と定義され，「生活習慣」に起因する疾患といえる（図3-1）。

（2）生活習慣病対策

　生活習慣病対策では，「生活習慣を改善することにより，疾病の発症や進行が予防できる」という考えに基づき，個々人が生活習慣病予防に向けた取り組みを主体的に行うことが重要である。成人病対策では，疾病の早期発見・早期治療に重点を置いた二次予防が重視されてきたが，生活習慣病対策では，健康教育による適切な知識の獲得と社会環境形成を含めた生活習慣の改善を目指す一次予防の推進が重視されている。

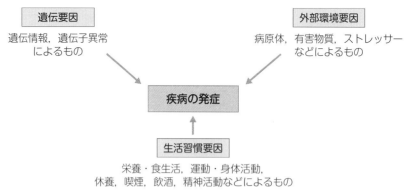

図 3-1 生活習慣病の発症要因

■2．栄養・食生活

2.1 「栄養の偏り」をもたらす食生活の変化

栄養は，「生物がその生命を保ち，また成長していくために，必要な成分を体外の物質から取り入れること」を指し，これを構成する成分，飲食物を栄養素という。我々の身体は，栄養を取り入れ，消化・吸収・代謝というプロセスの中で栄養状態を維持する。良好な栄養状態を維持するためには，生命維持あるいは活動維持に必要な栄養素が，過不足なく取り入れられる必要がある。

わが国の食生活の課題は，「**飽食化**」「**欧米化**」「**簡便化**」などで表現されるように，変化を重ねている。特に，これらの変化は，栄養摂取の偏りをもたらし，生活習慣病などの罹患リスクの増大につながる。また，栄養素レベルの過不足の問題のみならず，「**欠食**」「**孤食**」「**外食**」といった食行動レベルでの課題も挙げられる。健康との関連が指摘されている栄養・食生活の主な要因を以下に示す。

（1）欠食の状況

朝食の欠食率は，1999（平成11）年以降，男女ともに増加しており，令和元年国民健康・栄養調査（2019年）では，成人男性で14.3%，成人女性で10.2%となっている。年齢階級別でみると若年層（20歳代）〜中年層（40歳代）に多くなっており，年齢が高くなるに従って朝食欠食率が低下する傾向にある（図 3-2）。また朝食の欠食は，それに伴う1日の栄養摂取不足，栄養の偏り，夕食時におけるエネルギー摂取量の増加など様々な栄養・食生活の課題を含んでいる。なお，欠食とは，「何も食べない（一切の飲食をしなかった）」だけでなく，「菓子，果物，乳製品，嗜好飲料などの食品のみの場合」「錠剤などによる栄養素の補給，栄養ドリンクのみの場合」に該当した場合も指している。よって，朝食の内容や多様性についても留意する必要がある。

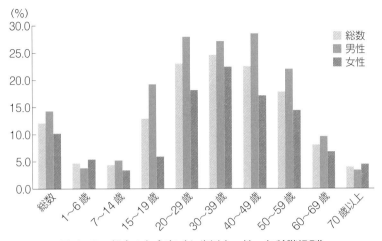

図 3-2　朝食の欠食率（1 歳以上，性・年齢階級別）
出典）厚生労働省：令和元年国民健康・栄養調査報告，2020.

（2）孤食の状況と共食の重要性

　現在の社会あるいは世帯構造は，孤食の増加を引き起こしやすい。農林水産省「食育に関する意識調査報告書」によると，朝食について家族と一緒に食べる頻度が「ほとんどない」と回答した割合は 20.2％で，「週に 1 日程度」と回答した 6.5％，「週に 2〜3 日」と回答した 8.4％を合わせると，約 3 割が週の半分以上を一人で朝食を食べていることになる。この背景として，共働き世帯の増加や生活時間の多様性が，不規則な食事時間，家庭内での食事時間の不均一化を促し，孤食を増加させる要因となっている。また，単独世帯，夫婦のみの世帯などにみられる世帯構造の多様化により，高齢者の一人暮らしの増加もみられ，食事を通した家族内や世代間コミュニケーションの低下が引き起こされている。

　近年，食事を誰かと「共」にすること（共食）と健康や栄養・食生活状況に関する報告がある。家族とともに食事をする頻度が高い人は，「心の健康状態が良好である」「主食・主菜・副菜を 3 つそろえて摂取する」「野菜や果物などの摂取頻度が高い」などの傾向がみられる。

（3）外食の状況，持ち帰りの弁当・惣菜，配食サービスの利用状況

　外食を利用している割合は，令和元年国民健康・栄養調査によると，男性 41.6％，女性 26.7％であり，特に 20 歳代（男性 66.9％，女性 56.6％）の若い世代で最も割合が高い。外食割合の推移は，1997（平成 9）年をピークに減少傾向にある。

　持ち帰りの弁当・惣菜を週 1 回以上利用している割合は，男性 47.2％，女性 44.3％で，20〜50 歳代の約半数が利用している状況である。また，民間や公的機関の配食サービスを利用している頻度は，男女ともに 5％程度である。

　外食や持ち帰りの弁当・惣菜の利用の増加は，食事の利便性の向上につながる反面，嗜好性の高い食品や利用者の選択によっては栄養のバランスに偏りが生じる可能性がある。

（4）健康食品の利用状況

　厚生労働省は，いわゆる「健康食品」と呼ばれるものについて，法律上の定義はなく，医薬品以外で健康の維持・増進に特別に役立つことをうたって販売され，そのような効果を期待している食品全般を指すとしており，これには届け出や成分表示が必要な保健機能食品も含まれる。令和元年国民健康・栄養調査によると，健康食品を利用している者の割合は，男性 30.2％，女性 38.2％であり，男女ともに 50〜60 歳代で高い傾向にある。健康食品を摂取する目的は，性別，また年齢階層別により異なる傾向にあり，20 歳代の男性では「たんぱく質の補充」，20 歳代の女性では「ビタミンの補充」を目的として摂取している者の割合が多い。その他の世代では，「健康の維持・増進」のために健康食品を摂取する者の割合が多くなっている。

　健康食品の利用には，利用者の健康状態に合わせた製品の利用が重要であり，過剰摂取，アレルギー体質を有する者の利用，医薬品との相互作用などに留意し，適切に利用する必要がある。

2.2　栄養摂取の状況

（1）栄養素・食品の摂取状況

　エネルギーおよびエネルギー産生栄養素の摂取量の推移は表 3-1 のようになっている。エネルギー摂取量は，1955（昭和 30）年以降ほぼ横ばい，あるいは低下傾向にある。

　たんぱく質の摂取量は，1975（昭和 50）年ごろにかけて 80 g まで増加していたが，近年

表 3-1　栄養素等摂取量の年次推移

年	エネルギー (kcal)	たんぱく質			脂　質			炭水化物 (g)
		総量	動物性		総量	動物性		
		(g)	(g)	(%)	(g)	(g)	(%)	
1955（昭和 30）	2104	69.7	22.3	32.0	20.3	…	…	411
1960（昭和 35）	2096	69.7	24.7	35.4	24.7	…	…	399
1965（昭和 40）	2184	71.3	28.5	40.0	36.0	…	…	384
1970（昭和 45）	2210	77.6	34.2	44.1	46.5	20.9	44.9	368
1975（昭和 50）	2226	81.0	38.9	48.0	55.2	26.2	47.5	335
1980（昭和 55）	2219	78.7	39.2	49.8	55.6	26.9	48.4	309
1985（昭和 60）	2088	79.0	40.1	50.8	56.9	27.6	48.5	298
1990（平成 2）	2026	78.7	41.4	52.6	56.9	27.5	48.3	287
1995（平成 7）	2042	81.5	44.4	54.5	59.9	29.8	49.7	280
2000（平成 12）	1948	77.7	41.7	53.7	57.4	28.8	50.2	266
2005（平成 17）	1904	71.1	38.3	53.9	53.9	27.3	50.6	267
2010（平成 22）	1849	67.3	36.0	53.5	53.7	27.1	50.5	258
2015（平成 27）	1889	69.1	37.3	54.0	57.0	28.7	50.4	258
2019（令和元）	1903	71.4	40.1	56.2	61.3	32.4	52.8	248

出典）厚生労働省：国民健康・栄養調査　各年

では70g程度で推移している。一方で，動物性たんぱく質の割合は，1955年には22.3g
で約30%程度であったが，2019（令和元）年では40.1gで56%以上となっている。

　脂質の摂取量は，1955年に20gであったが，1975年で約55gまで増加し，2019（令和元）
年の調査では60gを上回っている。動物性脂肪の割合も増加あるいは横ばいの推移で現
在は50%以上となっている。

　炭水化物の摂取量は，1955年以降は減少し，2000（平成12）年以降250g前後を推移し
ている。

　食品ごとに摂取量の推移をみてみると，米類の摂取量は，1965（昭和40）年では1日
350g程度であったが，近年では150g程度まで減少している。一方で，パン食などに利
用する小麦は増加傾向にあり，肉などの動物性食品の摂取量が増加している。よって，こ
れらの摂取量の推移は，日本人の食事パターンが，米を中心とした和食型から，肉，卵，
乳製品などの動物性食品や油脂類を利用する割合が高まり，いわゆる「欧米型」に変化し
たことを示している。これらの変化も，1975年以降は横ばいあるいは緩やかな増加傾向
にあり，魚の摂取量は，2000年以降減少している。

（2）食塩の摂取状況

　食塩摂取量は，1970年代から低下し，2019（令和元）年では，男性10.9g，女性9.3gと
なっている。2009～2019年の10年間では，男女ともに摂取量は低下傾向にある。年齢階
級別では，男女ともに60歳代で多く摂取している。日本人の食事摂取基準（2020年版）
では，健康な成人男女における目標量を，男性7.5g，女性6.5g未満としている。よって，
2～3g程度上回っている状況である。一般的に減塩すると嗜好性が低下するといわれる
が，酢や香辛料などをうまく取り入れることによりおいしく減塩対策を実施できる。また，
野菜や果物を摂取することはカリウムの摂取量を高め，高血圧対策にも有効である。

（3）野菜の摂取状況

　健康日本21（第二次）では，生活習慣病を予防し，健康な生活を維持するための目標
の1つに「野菜類を1日350g以上食べましょう」と掲げている。一方で，令和元年国
民健康・栄養調査によると，野菜摂取量の平均値は280.5gであり，男性288.3g，女性
273.6gとなっており，近年では横ばい傾向にある。年齢階級別では，男女ともに20～40
歳代で少なく，60歳以上で多い傾向を示している（図3-3）。

　野菜は，ビタミン，ミネラルに加え，食物繊維を多く含んでおり，摂取した炭水化物，
たんぱく質，脂質などの栄養素が体内でエネルギーとして活用されるために重要である。
また，野菜にはカリウムが多く含まれ，体内の過剰なナトリウムを排出し，高血圧予防に
もなる。さらに野菜を多く摂取する者に，特定の悪性新生物，心血管疾患，脳卒中などの
罹患リスクを下げるという研究もある。

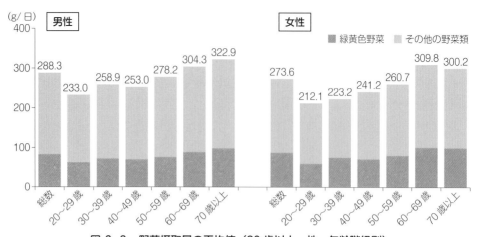

図 3-3　野菜摂取量の平均値（20 歳以上，性・年齢階級別）
出典）厚生労働省：令和元年国民健康・栄養調査報告．2020．

2.3　健康増進と栄養・食生活

　健康の維持・増進のためには，適切な範囲かつ偏りのない栄養摂取を習慣化し，良好な栄養状態を維持することが大切となる。栄養素，食品，料理，食行動のそれぞれのレベルで基準や指針と照らし合わせ，栄養・食生活の内容を考えることが重要となる。

（1）日本人の食事摂取基準

　日本人の食事摂取基準は，「健康な個人または集団を対象として国民の健康の維持・増進，エネルギー・栄養素欠乏症の予防，生活習慣病の予防，過剰摂取による健康障害の予防を目的とし，エネルギー及び各栄養素の摂取量の基準」を示すものである。食事摂取基準は，5 年ごとに改定され，エネルギーについては推定エネルギー必要量が，他の栄養素については，推定平均必要量，推奨量，目安量，目標量，耐容上限量が設定されている。

　推定平均必要量とは，ある母集団における必要量の平均値の推定値を示すものであり，当該集団に属する 50％の者が必要量を満たす量として定義される。

　推奨量は，ある対象集団において測定された必要量の分布に基づき，母集団に属するほとんどの者（97〜98％）が満たす量として設定されている。

　目安量は，特定の集団において一定の栄養状態を維持するのに十分な量として定義され，十分な科学的根拠が得られず，推定平均必要量が算定できない場合に設定される。

　目標量は，生活習慣病の発症予防を目的として，特定の集団において，その疾患のリスクや，その代理指標となる生体指標の値が低くなると考えられる栄養状態が達成できる量として算定されており，現在の日本人が当面の目標とすべき摂取量として目標量を設定している。

　耐容上限量は，健康障害をもたらすリスクがないとみなされる習慣的な摂取量の上限として定義されている。耐容上限量を超えた量を摂取すると，過剰摂取によって生じる潜在的な健康障害のリスクが高まると考えられる。

表 3-2　日本人の食事摂取基準（2020 年）

年　齢	推定エネルギー必要量 (kcal/ 日) 身体活動レベルⅡ[1)]		たんぱく質 推定平均必要量 (g/ 日)		脂肪エネルギー比率 目標量 (%エネルギー)
	男	女	男	女	
0 ～ 5 （月）	550	500	10[2)]	10[2)]	50[2)]
6 ～ 8	650	600	15[2)]	15[2)]	40[2)]
9 ～ 11	700	650	25[2)]	25[2)]	
1 ～ 2 （歳）	950	900	15	15	20 ～ 30
3 ～ 5	1,300	1,250	20	20	
6 ～ 7	1,550	1,450	25	25	
8 ～ 9	1,850	1,700	30	30	
10 ～ 11	2,250	2,100	40	40	
12 ～ 14	2,600	2,400	50	45	
15 ～ 17	2,800	2,300	50	45	
18 ～ 29	2,650	2,000	50	40	
30 ～ 49	2,700	2,050	50	40	
50 ～ 64	2,600	1,950	50	40	
65 ～ 74	2,400	1,850	50	40	
75 歳以上	2,100	1,650	50	40	

注 1 ）身体活動レベルⅡは，座位中心の仕事だが，職場内での移動や立位での作業・接客等，通勤・買物での歩行，家事，軽いスポーツのいずれかを含む場合。
　　2 ）1 歳未満については，目安量。
出典）厚生労働省：日本人の食事摂取基準（2020 年版），2019.

　表 3-2 は，日本人の食事摂取基準（2020 年版）における身体活動レベルⅡの場合における推定エネルギー必要量，たんぱく質の推定平均必要量，脂肪エネルギー比率について示したものである。

（2）健康づくりのための食生活指針

　食生活指針は，2000（平成 12）年 3 月に当時の厚生省，文部省，農林水産省が連携して策定した。その後，2005（平成 17）年の食育基本法制定，2013（平成 25）年の健康日本 21（第二次）開始，第 3 次食育推進基本計画の策定などによる食生活に関する動向を踏まえ，2016（平成 28）年に一部改正された。

　食生活指針の内容は，国民の食生活における食料生産，流通，健康増進などの要素を幅広くカバーし，改定に至っては生活習慣病の予防や低栄養などの健康課題に加え，食料資源や食文化に関する表現が変更されている（表 3-3）。

（3）食事バランスガイド

　食事バランスガイド（図 3-4 ）は，2005（平成 17）年 6 月に厚生労働省と農林水産省の合同で策定された，健康の維持・増進のために，「何を」「どれだけ」食べたらよいかを示

表3-3　食生活指針とその実践

食生活指針	食生活指針の実践
食事を楽しみましょう。	・毎日の食事で，健康寿命をのばしましょう。 ・おいしい食事を，味わいながらゆっくりよく噛んで食べましょう。 ・家族の団らんや人との交流を大切に，また，食事づくりに参加しましょう。
1日の食事のリズムから，健やかな生活リズムを	・朝食で，いきいきした1日を始めましょう。 ・夜食や間食はとりすぎないようにしましょう。 ・飲酒はほどほどにしましょう。
適度な運動とバランスのよい食事で，適正体重の維持を。	・普段から体重を量り，食事量に気をつけましょう。 ・普段から意識して身体を動かすようにしましょう。 ・無理な減量はやめましょう。 ・特に若年女性のやせ，高齢者の低栄養にも気をつけましょう。
主食，主菜，副菜を基本に，食事のバランスを。	・多様な食品を組み合わせましょう。 ・調理方法が偏らないようにしましょう。 ・手作りと外食や加工食品・調理食品を上手に組み合わせましょう。
ごはんなどの穀類をしっかりと。	・穀類を毎食とって，糖質からのエネルギー摂取を適正に保ちましょう。 ・日本の気候・風土に適している米などの穀類を利用しましょう。
野菜・果物，牛乳・乳製品，豆類，魚なども組み合わせて。	・たっぷり野菜と毎日の果物で，ビタミン，ミネラル，食物繊維をとりましょう。 ・牛乳・乳製品，緑黄色野菜，豆類，小魚などで，カルシウムを十分にとりましょう。
食塩は控えめに，脂肪は質と量を考えて。	・食塩の多い食品や料理を控えめにしましょう。食塩摂取量の目標値は，男性で1日8g未満，女性で7g未満とされています。 ・動物，植物，魚由来の脂肪をバランスよくとりましょう。 ・栄養成分表示を見て，食品や外食を選ぶ習慣を身につけましょう。
日本の食文化や地域の産物を活かし，郷土の味の継承を。	・「和食」をはじめとした日本の食文化を大切にして，日々の食生活に活かしましょう。 ・地域の産物や旬の素材を使うとともに，行事食を取り入れながら，自然の恵みや四季の変化を楽しみましょう。 ・食材に関する知識や調理技術を身につけましょう。 ・地域や家庭で受け継がれてきた料理や作法を伝えていきましょう。
食料資源を大切に，無駄や廃棄の少ない食生活を。	・まだ食べられるのに廃棄されている食品ロスを減らしましょう。 ・調理や保存を上手にして，食べ残しのない適量を心がけましょう。 ・賞味期限や消費期限を考えて利用しましょう。
「食」に関する理解を深め，食生活を見直してみましょう。	・子供のころから，食生活を大切にしましょう。 ・家庭や学校，地域で，食品の安全性を含めた「食」に関する知識や理解を深め，望ましい習慣を身につけましょう。 ・家族や仲間と，食生活を考えたり，話し合ったりしてみましょう。 ・自分たちの健康目標をつくり，よりよい食生活を目指しましょう。

出典）「食生活指針」文部省決定，厚生省決定，農林水産省決定，平成28年6月一部改正.
https://www.mhlw.go.jp/file/06-Seisakujouhou-10900000-Kenkoukyoku/0000129379.pdf

　　　すフードガイドである。全体が，コマの形をしたイラストで表現されており，1日に食べるとよい目安の多い順に上から「主食」「副菜」「主菜」「牛乳・乳製品」「果物」という5つの料理区分で示されている。また，軸は必要な水分，コマを回転させるのは適度な運動である点も留意されている。よって，食事のバランスや適度な運動によりコマのバランスを確保することの重要性が視覚的にわかるようになっている。菓子・嗜好飲料は，「楽しく適度に」というメッセージが込められ，コマのヒモとして表現されている。食事バランスガイドは，「何

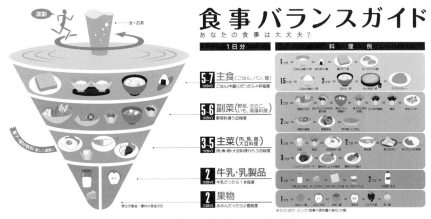

図 3-4　食事バランスガイド

出典）厚生労働省・農林水産省：食事バランスガイド，2005.

を」「どれだけ」食べたらよいかを，食品量ではなく，料理の区分別に提示しており，1 回あたりに提供される食事の標準的な量として「つ（サービング：SV）」という単位を提示している。例えば，副菜の場合，1 SV の基準が主材料の重量 70 g に相当すると示されており，目標となる 5 ～ 6 SV を摂取することで 1 日 350 g の野菜を摂取する目安にも活用できる。

■3．休養・ストレス

3.1　「ストレス増加」をもたらす社会環境の変化

　ストレスとは，「外部からの様々な刺激（ストレッサー）が身体に加わったときに，身体の内部に生ずるゆがみ」を指す。元来は，物理学の領域で「ある物体に外部から力が加わったとき，その生体に生じるゆがみ」を指しており，その概念が生理学の領域に取り入れられたのが現在の「ストレス」の始まりと考えられている。ストレスの原因となる外的刺激を**ストレッサー**として，ストレッサーに対する身体の応答をストレスと呼ぶこともある。

　現代社会は，ストレス社会といわれ，家庭環境，職場環境，社会生活の中で様々なストレッサーが存在する。よって，ストレッサーに対処し，どのように付き合っていくかを考える**ストレスマネジメント**が重要となる。ここでは，家庭，職場，地域社会におけるストレッサーと対策をまとめる。

（1）家庭環境とストレス

　核家族や一人親家庭の増加に伴い，育児の負担が増大することにより，**児童虐待や育児ノイローゼ**の問題が深刻化している。また，共働き世帯の増加や児童の習い事に伴う家族間の生活時間のずれは，家族間コミュニケーションの低下や生活リズムの乱れを引き起こし，ストレスを悪化させる要因となっている。さらに，新型コロナウイルス状況下におい

て増加した在宅勤務，いわゆる**テレワーク**も家庭内におけるストレスを増大させる要因となることがある。テレワークは，労働者にとって通勤時間の短縮や**ワーク・ライフ・バランス**の確保につながるが，「長時間労働になりやすい」「コミュニケーションがとりづらい」などの課題も指摘されており，社会環境の変動における働き方に対応した適切なストレス管理やメンタルヘルスの対策が求められる。

（2）職場環境とストレス

　職場環境において，強い不安，悩み，ストレスを感じている労働者の割合は，令和 4 年労働安全衛生調査（実態調査）によると，2022（令和 4）年は82.2％となっており，8 割以上がなんらかのストレスを抱えている（図 3-5）。また，この「仕事や職業生活に関する強い不安，悩み，ストレスを感じる」と回答した者の内容としては，「仕事の量」が36.3％で最も多く，次いで「仕事の失敗，責任の発生等」が35.9％，「仕事の質」が27.1％となっている。さらに，職場の雇用形態の変化（終身雇用制度の崩壊，非正規雇用の増加）に加え，技術革新や国際化に伴う労働力の多様化，成果主義，共働き世代における家庭内負担の増大などにより，ストレスが増大していると考えられる。都心部では，通勤圏の拡大や通勤ラッシュに伴う心身のストレスも課題である。

（3）地域社会におけるストレス

　現在の地域社会では，対人関係の複雑化・多様化に伴いストレスが大きくなりやすい。また，都市部を中心に人間関係が希薄化あるいは疎遠化しており，地域におけるコミュニティも崩壊しつつある。今後，人生 100 年時代になり，退職後の長い老後をどのように過ごすかが個々人の人生の QOL（quality of life，生活の質）を考える上で大切になる。

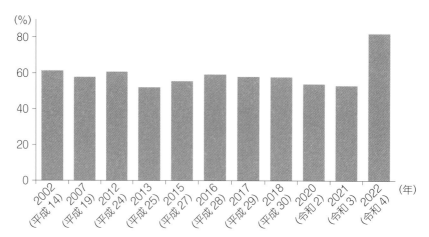

図 3-5　仕事や職業生活に関する強い不安，悩み，ストレスを感じる労働者の割合

出典）厚生労働省：労働安全衛生調査（実態調査）　各年

（4）ストレスに対する対策

　家庭，職場，地域社会のいずれにおいても，個々人が抱えるストレスを「相談できる人がいる」ということがストレスマネジメントの観点から重要である。厚生労働省における令和4年労働安全衛生調査（2022年）によると，労働者の90%以上は，現在の自分の仕事や職業生活のストレスについて「相談できる人がいる」と回答している。一方で，こころの健康（メンタルヘルス）対策に取り組んでいる事業者の割合は，2022（令和4）年で63.4%となっている。適度な運動や良好な栄養・食生活は，身体だけでなくこころの健康においても重要である。今後，メンタルヘルス対策に取り組む事業者の割合の増加とともに，ストレスチェック等を活用した要因別の対策を，個人および組織レベルで講じる必要がある。

3.2　休養の概念と休養指針

　「休養」は，心身の疲労の回復と充実した生活を過ごすために必要であり，「栄養・食生活」「運動・身体活動」とともに健康のための3つの要素である。休養には，2つの側面があり，「休む」ことと「養う」ことである。「休む」ことは，仕事やその他の活動で生じた疲労を回復し，元の状態に戻すという側面である。「養う」ことは，明日に向かっての鋭気を養い，身体的・精神的・社会的な健康能力を高める**積極的休養**を指す。

　現代社会は，急性的なストレスだけでなく，慢性的なストレスや疲労を生じやすい。よって，十分な休養の時間を確保することが求められ，単に睡眠をとる，横になるといった身体を休める休養だけではなく，リラクゼーション効果の高いストレッチなどを取り入れるなどの工夫も必要である。また，長い休暇などにより旅行，趣味，スポーツ，ボランティア活動などで積極的な休養を取り入れることも大切である。さらに休暇などを利用し，家族との関係や心身を調整し，将来への準備をすることや，健康につながる種々の環境や状況，条件を整えることも積極的休養を有効に実践することにつながる。

　厚生労働省では，1994（平成6）年に健康づくりのための休養指針を示している。その中で，「生活にリズムを」「ゆとりの時間でみのりある休養を」「生活の中にオアシスを」「出会いときずなで豊かな人生を」の4つの柱を**休養指針**の中で示している（表3-4）。

3.3　睡眠不足の現状と健康との関連

　現在，睡眠を取り巻く環境は深刻化しており，睡眠不足のみならず，**睡眠障害**が増加している。シフトワーク，長時間の通勤，夜型生活などが原因となり，睡眠不足と睡眠障害が引き起こされ，メンタルヘルスや生活習慣病の悪化などを引き起こす。子どもの睡眠不足も問題となっており，習い事や両親の帰宅時間が遅いことなどによる夜型化や，スマートフォンやタブレット端末を遅くまで使用することによる睡眠障害などが要因として挙げられる。子どもの睡眠不足や睡眠障害もメンタルヘルスや学業成績の悪化などにつながる。

　令和元年国民健康・栄養調査によると，1日の平均睡眠時間は6時間以上7時間未満の割合が最も高く，男性32.7%，女性36.2%となっている。また，6時間未満の割合は，男性37.5%，女性40.6%であり，30〜50歳代の働き盛りの世代の40%が睡眠不足の状態

表3-4 健康づくりのための休養指針

1. 生活にリズムを
・早めに気づこう，自分のストレスに ・睡眠は気持ちよい目覚めがバロメーター ・入浴で，身体もこころもリフレッシュ ・時には旅に出かけて，こころの切り換えを ・休養と仕事のバランスで能率アップと過労防止
2. ゆとりの時間でみのりある休養を
・1日30分，自分の時間をみつけよう ・生かそう休暇を，真の休養に ・ゆとりの中に，楽しみや生きがいを
3. 生活の中にオアシスを
・身近の中にもいこいの大切さを ・食事空間にもバラエティを ・自然とのふれあいで感じよう，健康の息吹きを
4. 出会いときずなで豊かな人生を
・見出そう，楽しく無理のない社会参加 ・きずなの中ではぐくむ，クリエイティブ・ライフ

出典）厚生省：健康づくりのための休養指針，1994.

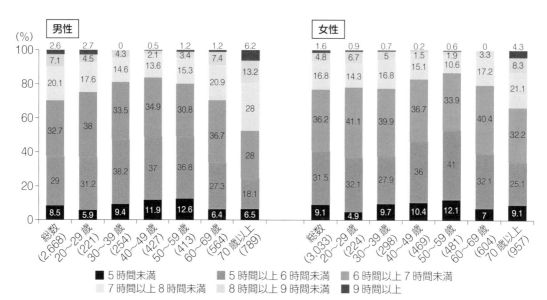

■ 5時間未満　　■ 5時間以上6時間未満　　■ 6時間以上7時間未満
■ 7時間以上8時間未満　　■ 8時間以上9時間未満　　■ 9時間以上

図3-6　1日の平均睡眠時間

出典）厚生労働省：令和元年国民健康・栄養調査報告，2020.

にある（図3-6）。また，睡眠の質に関する調査結果から，男女ともに20～50歳代では「日中，眠気を感じた」，70歳代女性では「夜間，睡眠途中に目が覚めて困った」と回答した割合が高く，不眠や日中の眠気といった睡眠障害が顕在化している。

表 3-5　睡眠の推奨事項一覧

全体の方向性	・個人差を踏まえつつ，日常的に質・量ともに十分な睡眠を確保し，心身の健康を保持する
高齢者	・長い床上時間が健康リスクとなるため，床上時間が 8 時間以上にならないことを目安に，必要な睡眠時間を確保する。 ・食生活や運動等の生活習慣や寝室の睡眠環境等を見直して，睡眠休養感を高める。 ・長い昼寝は夜間の良眠を妨げるため，日中は長時間の昼寝は避け，活動的に過ごす。
成　人	・適正な睡眠時間には個人差があるが，6 時間以上を目安として必要な睡眠時間を確保する。 ・食生活や運動等の生活習慣，寝室の睡眠環境等を見直して，睡眠休養感を高める。 ・睡眠の不調・睡眠休養感の低下がある場合は，生活習慣等の改善を図ることが重要であるが，病気が潜んでいる可能性にも留意する。
こども	・小学生は 9〜12 時間，中学・高校生は 8〜10 時間を参考に睡眠時間を確保する。 ・朝は太陽の光を浴びて，朝食をしっかり摂り，日中は運動をして，夜ふかしの習慣化を避ける。

出典）厚生労働省：健康づくりのための睡眠ガイド 2023, 2024.

　睡眠障害は，うつ病を含む多くの精神疾患の症状として認められる。特に，精神疾患に先駆けて不眠が出現することが多いため，不眠の対処を適切に行うことが心の健康を維持する上でも重要である。また睡眠障害は，糖尿病，高血圧などの生活習慣病を悪化させることも明らかになっており，適切な睡眠により心身の疾患を予防する必要がある。

　睡眠についての適切な知識の普及を目的として，2003（平成 15）年 3 月の健康づくりのための睡眠指針の策定，2014 年（平成 26 年）の改訂（健康づくりのための睡眠指針 2014）を経て，2024（令和 6）年に**健康づくりのための睡眠ガイド 2023** が改訂版として策定された（表 3-5）。2024 年（令和 6 年）2 月の改定では，令和 6 年度から開始する「21 世紀における第三次国民健康づくり運動（健康日本 21（第三次））」において目標として掲げられた適正な睡眠時間と睡眠休養感の確保に向けた推奨事項を年齢で括らず，「成人」「こども」「高齢者」と年代別にまとめられている点が特徴である。

■4．喫煙・飲酒

4.1　喫　　煙

（1）喫煙と健康

　たばこの煙には，三大有害物質である**ニコチン，タール，一酸化炭素**のほかにも 70 種類以上の発がん性物質が含まれている。実際に，喫煙者では非喫煙者と比較して，肺がん，咽頭がんなど様々な部位におけるがんの死亡率が高くなる。男性の肺がん死亡率は，喫煙者で非喫煙者より 4.5 倍高く，女性では 4.2 倍以上高い。口腔・咽頭がんにおいては，男性の喫煙者は非喫煙者より 2 倍以上高いという報告もある。また喫煙は，脳卒中，虚血性疾患，**慢性閉塞性肺疾患（COPD）**や結核などの呼吸器系疾患，2 型糖尿病，歯周病など様々な疾患リスクとなることが明らかになっている（図 3-7）。

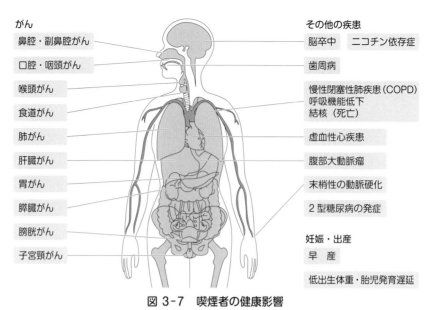

がん
- 鼻腔・副鼻腔がん
- 口腔・咽頭がん
- 喉頭がん
- 食道がん
- 肺がん
- 肝臓がん
- 胃がん
- 膵臓がん
- 膀胱がん
- 子宮頸がん

その他の疾患
- 脳卒中　ニコチン依存症
- 歯周病
- 慢性閉塞性肺疾患(COPD)
- 呼吸機能低下
- 結核（死亡）
- 虚血性心疾患
- 腹部大動脈瘤
- 末梢性の動脈硬化
- 2 型糖尿病の発症

妊娠・出産
- 早　産
- 低出生体重・胎児発育遅延

図 3-7　喫煙者の健康影響

出典）国立がん研究センター：喫煙と健康，2020.

　ライフステージ別にみてみると，中高生等の未成年における喫煙の問題がある。友人や，家族などの環境要因や，好奇心などから喫煙習慣が身についてしまう場合がある。未成熟な若年で喫煙を開始した場合，肺がん死亡率が非喫煙者と比較して 5.5 倍となるとされており，成人後の COPD や循環器疾患の罹患リスクの増大も指摘されているなど，健康被害も大きくなることがわかっている。民法改正により成人年齢が 18 歳に引き下げられたが，喫煙可能年齢は未成年者喫煙禁止法により 20 歳で維持されている。また，妊産婦における喫煙は，早産，低出生体重，胎児発育遅延などに加え，生殖機能の低下や子宮外妊娠のリスクが高くなる。

　たばこの煙は，喫煙者が口から吸い込む**主流煙**だけでなく，たばこから出る煙や喫煙者が吐き出す煙にも，ニコチンやタールが含まれており，**副流煙**として健康被害が引き起こされる。また，喫煙者が口から煙を吸い込むことを**能動喫煙**，非喫煙者が喫煙者の煙を吸い込むことを**受動喫煙**といい，現在では受動喫煙の問題がたばこを取り巻く環境を整備する上で重要視されている。さらに，たばこ由来のニコチンなどの化学物質が，喫煙者の衣類や居住環境に付着したものが拡散することにより，**3 次喫煙**（**サードハンドスモーク**）が引き起こされる。実際の健康被害のエビデンスは十分ではないが，対策は屋内の完全禁煙などが挙げられる。

（2）喫煙の状況

　令和元年国民健康・栄養調査によると，現在，習慣的に喫煙している者の割合は 16.7％であり，男性 27.1％，女性 7.6％である。この 10 年間では，いずれも減少しているが，他の先進諸国と比較すると高い喫煙率である（図 3-8）。特に，年齢階級別では，30〜60 歳

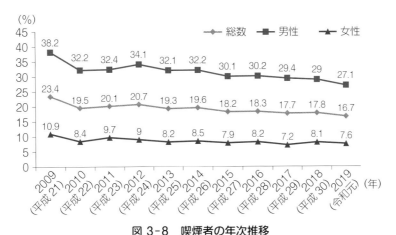

図 3-8　喫煙者の年次推移

出典）厚生労働省：令和元年国民健康・栄養調査報告，2020.

代の男性の喫煙率が 3 割以上である。

（3）喫 煙 対 策

　世界保健機関（WHO）では，早くから喫煙問題に取り組んでいる。1988 年 4 月 7 日を第 1 回世界禁煙デーとし，翌 1989 年から 5 月 31 日を**世界禁煙デー**と定め，年ごとのスローガンを定めることにより喫煙対策の推進を世界に呼びかけている。2003 年 5 月には，WHO 総会において，たばこの規制に関する世界保健機関枠組条約（たばこ規制枠組条約）が採択されている。その内容には，20 歳未満の者が自動販売機でたばこを購入できないようにすることや，たばこの包装の主要面に警告表示を示すことなどが盛り込まれており，わが国でも同様の対応がとられるようになった。

　喫煙対策は，①防煙：たばこを吸わない世代づくり，②禁煙：喫煙者の禁煙支援，③分煙：非喫煙者の保護，からなる。健康日本 21（第三次）では，1）成人の喫煙者の減少（喫煙をやめたい人がやめる），2）未成年者の喫煙をなくす，3）妊娠中の喫煙をなくす，の 3 つを目標に掲げている。

　2003（平成 15）年 5 月の健康増進法の施行に伴い，「**受動喫煙防止対策**」が出された。その中で，学校，病院，公共施設，飲食店など多数の者が利用する施設において「施設を管理する者は，これらを利用する者について，受動喫煙を防止するために必要な対策を講ずるように努めなければならない」と明記されている。また，2020（令和 2）年に施行された改訂版では，喫煙できる場所への 20 歳未満の者の立ち入り禁止など，喫煙および受動喫煙対策はさらに強化されている。禁煙希望者には，医療保険（ニコチン依存症管理料）により禁煙支援ができるような取り組みも実施されている。

（4）加熱式たばこ

　加熱式たばこは，2013（平成 25）年 12 月より販売が開始され，たばこ葉やたばこ葉を

用いた加工品を燃焼させず，専用機器を用いて電気的に加熱することで煙を発生させた化学物質を吸引するもので，**大規模 Web コホート JASTIS 研究**によると，国際的には日本でのみ 2017（平成 29）年以降急速に普及しており，禁煙の補助としてや周囲の非喫煙者への配慮から加熱式たばこ使用につながっているとの調査があるものの，物足りなさから紙巻たばこを併用しているデュアルユーザーが 10％ほど存在する。この場合には，紙巻たばこと加熱式たばこの両方の健康影響が懸念される。令和元年国民健康・栄養調査によると，2018（平成 30）年の加熱式たばこ使用者は，男性 22.1％，女性 14.5％であったが，2019（令和元）年では，男性 20.3％に対し，女性は 20.4％と増加している。現在のところ，加熱式たばこが，有害物質による健康上のリスクを低下させるかどうかについては明らかではなく，他のたばこと同様にその健康障害には注視する必要がある。

4.2　飲　　酒

（1）飲酒と健康

　飲酒による健康障害は，急性アルコール中毒やアルコール依存症に加えて，肝疾患，膵臓病，循環器疾患，糖尿病・高血圧などの生活習慣病が挙げられる。多量飲酒に伴うメンタルヘルスの悪化やうつ病の発症，あるいは最悪の場合，自殺につながることもある。また，飲酒運転による交通事故，暴力，虐待，家庭崩壊など様々な社会問題も指摘されている。これらの飲酒に伴う問題に対して，**アルコール健康障害対策基本法**が，2014（平成 26）年 6 月に施行され，2016（平成 28）年 5 月に**アルコール健康障害対策推進基本計画**が策定された。この法律の中で，「不適切な飲酒はアルコール健康障害の原因となり，アルコール健康障害は，本人の健康の問題であるのみならず，その家族への深刻な影響や重大な社会問題を生じさせる危険性が高い」ことが強調されている。よって，アルコール健康障害対策を総合的かつ計画的に進め，不適切な飲酒から国民の健康を保護し，安心して生活することのできる社会の実現が望まれる。

　ライフステージごとの課題では，未成年者の飲酒問題がある。わが国では，2022（令和 4）年 4 月に成人年齢が 18 歳に引き下げられたが，「二十歳未満ノ者ノ飲酒ノ禁止ニ関スル法律」（未成年者飲酒禁止法）により 20 歳未満の者の飲酒が禁止されている。一方で，20 歳未満の飲酒問題は，いまだに社会問題であり，家庭内や大学入学に伴う未成年者における飲酒機会の増大は，急性アルコール中毒や成長期における発育・発達に深刻な影響を与え，その後の健康影響も危惧される。また，妊婦における飲酒は，胎児の健全な発育・発達への影響に加え，妊婦への健康影響も懸念される。さらには，高齢者の常習的な飲酒問題も新たな社会問題となっている。退職後の高齢者が，社会的な孤立や余暇時間の増大などの理由から，日中から飲酒を繰り返すことにより健康障害のリスクを高めている。

（2）飲酒の状況

　わが国のアルコール消費量は，経済成長や生活様式の変化によって増加していたが，近年では横ばいか，やや低下傾向を示している。令和元年国民健康・栄養調査によると，飲

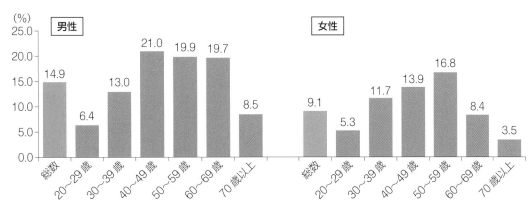

図 3-9　生活習慣病のリスクを高める量を飲酒している者の割合（20 歳以上，性・年齢階級別）

出典）厚生労働省：令和元年国民健康・栄養調査報告，2020.

表 3-7　主な酒類のアルコール度数と純アルコール量

お酒の種類	ビール （中瓶 1 本 500 mL）	清酒 （1 合 180 mL）	ウイスキー・ ブランデー （ダブル 60 mL）	焼酎（35 度） （1 合 180 mL）	ワイン （1 杯 120 mL）
アルコール度数	5 %	15 %	43 %	35 %	12 %
純アルコール量	20 g	22 g	20 g	50 g	12 g

出典）公益社団法人アルコール健康医学協会の資料より作成

　酒習慣のある者（週に 3 日以上飲酒し，1 日 1 合以上飲酒する者）の割合は，男性では，2003（平成 15）年 37.4 %，2011（平成 23）年 35.1 %，2019（令和元）年 33.9 %であり，女性では同年で，6.6 %，7.7 %，8.8 %となっている。また，生活習慣病のリスクを高める量（1 日あたりの純アルコール摂取量が男性で 40 g 以上，女性 20 g 以上）を飲酒している者の割合は，男性 14.9 %，女性 9.1 %である。この 10 年間でみると，男性は横ばい，女性では増加している。男性では 40 歳代（21.0 %）が，女性では 50 歳代（16.8 %）が高い割合を示している（図 3-9）。

　アルコール依存症の患者数は，厚生労働省の患者調査によると，2011 年には 3.7 万人，2014（平成 26）年には 4.9 万人，2017（平成 29）年には 4.6 万人となっている。表 3-7 に，節度ある適度な飲酒の目安として，主な酒類のアルコール度数と純アルコール量を記した。

（3）飲 酒 対 策

　飲酒は，冠婚葬祭や会食など生活や文化の一部としても親しまれており，適度な量であれば健康障害に対するリスクも低い。一方で，国民の 1 割以上が生活習慣病のリスクを高める量の飲酒をしていることから，多量飲酒に対する対策は急務である。また，前述のように未成年の飲酒対策，妊婦の飲酒の制限などは，世界的な取り組みとしても重視されており，WHO でも飲酒の健康影響を「アルコール関連問題」とし，その総合的な対策を

表 3-8　アルコール血中濃度（%）と酔いの程度

酔いの程度	血中濃度（%）	酒　量	酔いの状態
爽快期	0.02〜0.04	ビール中びん（〜1本） 日本酒（〜1合） ウイスキー・シングル（〜2杯）	さわやかな気分になる 皮膚が赤くなる 陽気になる 判断力が少しにぶる
ほろ酔い期 （初期）	0.05〜0.10	ビール中びん（1〜2本） 日本酒（1〜2合） ウイスキー・シングル（3杯）	ほろ酔い気分になる 手の動きが活発になる 抑制がとれる（理性が失われる） 体温が上がる 脈が速くなる
酩酊初期	0.11〜0.15	ビール中びん（3本） 日本酒（3合） ウイスキー・ダブル（3杯）	気が大きくなる 大声でがなりたてる 怒りっぽくなる 立てばふらつく
酩酊期	0.16〜0.30	ビール中びん（4〜6本） 日本酒（4〜6合） ウイスキー・ダブル（5杯）	千鳥足になる 何度も同じことをしゃべる 呼吸が速くなる 吐き気・おう吐がおこる
泥酔期	0.31〜0.40	ビール中びん（7〜10本） 日本酒（7合〜1升） ウイスキー・ボトル（1本）	まともに立てない 意識がはっきりしない 言語がめちゃめちゃになる
昏睡期	0.41〜0.50	ビール中びん（10本超） 日本酒（1升超） ウイスキー・ボトル（1本超）	ゆり動かしても起きない 大小便はたれ流しになる 呼吸はゆっくりと深い 死亡

出典）公益社団法人アルコール健康医学協会の資料より作成

提案している。わが国においては，健康日本21においてもアルコールの分野が取り上げられている。2024（令和6）年に日本では初めて**健康に配慮した飲酒に関するガイドライン**が厚生労働省から発表された。

　わが国における具体的な対策は，アルコールに対する健康教育・相談の充実，適正飲酒の知識の普及，未成年者飲酒禁止法の徹底などが挙げられる。また，アルコール飲料の販売および提供においては，酒類の自動販売機の撤廃や対面販売が望ましいとされている。これらの対策の背景には，従来の急性アルコール中毒や多量飲酒に伴う犯罪や交通事故に対する対策だけではなく，適正飲酒に向けた普及や啓発活動，多量飲酒者や未成年飲酒者の早期発見・早期介入に重点が置かれるようになっている。また適正飲酒は，アルコール血中濃度と酔いの程度との関係に留意することも重要である（表3-8）。身体におけるアルコールの処理能力は，人それぞれに異なり，適正な飲酒量も個人により異なる（これは主にアルデヒド脱水素酵素の遺伝子多型と関連している）ことも踏まえた上での対応が必要である。

第4章 生活習慣要因としての身体活動と運動の予防効果

■1．身体活動・運動の現状

　適度な身体活動・運動が，私たちの健康の保持・増進のために必要であることは，これまで多くの研究で示されており，身体活動量が多い者や運動習慣のある者は，虚血性心疾患，高血圧，糖尿病，肥満などの生活習慣病や骨粗鬆症などの罹患率や死亡率が低いことが認められている。また，超高齢社会を迎えたわが国においては，高齢者の健康，特に介護を必要としない**健康寿命**の延伸が大きな課題であるが，身体活動量の増加が高齢者の**生活の質**（QOL）の改善や認知症の予防にも効果があることもわかってきている。さらに，ストレスの軽減など心の健康の面でも効果があることが明らかになっている。

　しかし，私たちの日常的な身体活動量の現状はどうであろうか。今日の現代社会の生活環境は，子どもから高齢者に至るまで，身体活動量の減少を招いている。主な要因として，次のようなものを挙げることができる。①交通手段の発達と自家用車の普及，②職場の機械化や省力化，③家庭電化製品の発達と普及による家事労働の軽減化，④冷暖房の完備やエスカレーターの整備など生活環境の利便化や安楽化，⑤子どもたちのライフスタイルの変化による外遊びの減少，などである。

　このような状況を反映し，特に歩数の減少が問題となっている。歩数は日常的な身体活動量の指標であり，その現状をみてみると，令和元年国民健康・栄養調査報告では，20〜64歳男性の平均値は7,864歩，女性は6,685歩，65歳以上の男性は5,596歩，女性は4,656歩であった[1]。健康日本21（第二次）最終評価報告書では，策定時の2010（平成22）年と比較して平均歩数は「変わらない」としているが，経年的な推移の分析においては，20〜64歳女性では有意に減少しており，特に女性は，生活環境の変化を大きく受けている可能性がある[2]。また，2000（平成12）年から2019（令和元）年までの20年間をみると，20〜64歳では男女とも平均歩数が緩やかに低下している。さらに性別・年代別で比較すると，男女ともに60歳を境に著しく歩数が減少している。健康日本21（第三次）では，男女ともに1日8,000歩を目標値としている。

　それでは，運動習慣者の現状についてはどうであろうか。運動習慣のある者（1回30分以上の運動を週2日以上実施し，1年以上継続している者）についても，少ないのが現状である。令和元年国民健康・栄養調査報告では，運動習慣のある者は，男性は33.4％で，最も低い

40 歳代では 18.5 ％しかいない。女性も 25.1 ％で，最も低い 30 歳代では 9.4 ％で 1 割にも満たない。一方，男女とも 60 歳代，70 歳代のほうが運動習慣のある者の割合が高くなっている[1]。しかし，全体として国民の約 3 分の 2 には運動習慣がないことになり，健康日本 21 でこれまで様々な取り組みがなされてきたにもかかわらず，健康日本 21（第二次）最終評価報告書でも 2000 年の策定時と「変わらない」であった[2]。これらのことから，20〜64 歳における運動習慣者の増加が課題である。また，65 歳以上では運動習慣者が比較的多い状況であるが，高齢者は年齢とともに歩数が著しく減少する傾向にあるため，歩行を主とした生活活動と運動の両面から総合的に身体活動を支援していく必要がある。

■ 2．身体活動・運動不足による身体的な影響

2.1　運動不足の影響

　日常生活の運動不足が誘発する種々の健康障害について，その潜在的な影響と運動不足から生じやすい疾患を図 4-1 に整理した。運動不足病という特定の疾患があるわけではないが，運動不足に伴って，肥満症，心筋梗塞・狭心症，高血圧症，動脈硬化症などの生活習慣病をはじめとした様々な健康障害が発症しやすくなる。

2.2　運動の生活習慣病予防効果

（1）肥満とメタボリックシンドローム

　日常的な身体活動量の減少や運動不足は，多くの生活習慣病罹患リスクとされている肥満をもたらす大きな要因となっている。肥満の基準である BMI（body mass index：体重(kg)／身長(m)^2）が 25 以上の者の割合は，令和元年国民健康・栄養調査報告では，男性は 33.0 ％，女性 22.3 ％であった。男性の約 3 分の 1，女性の約 5 分の 1 が肥満に当てはまることになる。男性の肥満者の割合は 40 歳代，50 歳代をピークにした山形で，女性は年齢が上がるにつれて増加する傾向がみられる。一方，女性では，20 歳代の 20.7 ％が

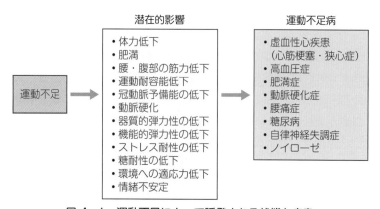

図 4-1　運動不足によって誘発される状態と疾患
出典）池上晴夫：適度な運動とは何か？，講談社（ブルーバックス），1988.

BMI 18.5 未満のやせであり，こちらにも注意が必要である[1]。

　また，**特定健康診査**における**メタボリックシンドロームの診断基準**は，内臓脂肪型肥満（腹囲が男性 85 cm 以上，女性 90 cm 以上）で，高血糖（空腹時血糖 110 mg/dL 以上），血清脂質異常（中性脂肪 150 mg/dL 以上か HDL コレステロール 40 mg/dL 未満），血圧高値（収縮期血圧 130 mmHg 以上か拡張期血圧 85 mmHg 以上）の 3 つの追加リスクのうちの 2 つ以上を有している状態を指す。また 1 つだけのリスクを負う者を予備群という。このように複数のリスクが重なると，虚血性心疾患や脳血管疾患など（心筋梗塞や脳卒中など）の発症の可能性が高くなるため，早期の改善が望まれる。このような内臓脂肪の減少にも運動は効果的である。

（2）ロコモティブシンドローム（運動器症候群）

　ロコモティブシンドロームは，2007（平成 19）年に日本整形外科学会が提唱した概念で，筋肉，骨，関節，軟骨，椎間板など身体活動を担う運動器の障害により，歩行や日常生活に何らかの障害をきたし，要介護になるリスクの高い状態のことを指す。加齢によって身体機能の衰え，筋力低下，持久力低下，反応時間の延長，運動速度の低下，バランス能力の低下などが起こってくるが，さらに，運動不足になると運動機能の低下が進むことになり，転倒などのリスクが増す。超高齢社会を迎えた今日，このような要介護のリスクを減らすことは非常に重要であり，若いうちから積極的な身体活動・運動の習慣をもつことが予防につながる。

■3．身体活動・運動の効果と健康づくりに適した運動

3.1　身体活動・運動の効果

　「健康づくりのための身体活動基準 2013」（厚生労働省）の前文では，健康づくりにおける身体活動の意義について次のように述べている。

　身体活動（生活活動・運動）に取り組むことで得られる効果は，①将来的な疾病（生活習慣病）予防，②日常生活の中の気分転換やストレス解消などのメンタルヘルス不調の一次予防，③ストレッチングや筋力トレーニングによる腰痛や膝痛の改善の可能性，④中強度の運動によってかぜ（上気道感染症）に罹患しにくくなる，⑤健康的な体型を維持できる（肥満の予防，改善）など，様々な角度から生活の質を高めることができるとしている[3]。

3.2　健康づくりに適した運動

　健康づくりのための体力として重視されるのは，**全身持久力**と**筋力**の 2 つである。特に全身持久力のアップは，生活習慣病などのリスクを低減させることがわかってきている。また，健康づくりには，全身持久力，筋力に加え，けがの防止に役立つ**柔軟性**や**平衡性**を高める運動も合わせて行うことが望ましい。

　健康づくりの運動としてすすめられる**有酸素運動**は，ウォーキング，ジョギング，サイクリング，水泳，エアロビクスなどで，心肺機能を高め，脂肪の燃焼を促進する全身持久力を高める運動である。健康づくりとして実施するときの運動強度は最大酸素摂取量の50％を目安にし，運動時の目標心拍数は次の式で求められる。

　　　運動時の目標心拍数（最大酸素摂取量50％）
　　　　＝（最高心拍数−安静時心拍数）×負荷強度（50％）＋安静時心拍数
　　　※最高心拍数は「220−年齢」とされ，例えば，20歳で安静時心拍数が60（拍/分）の場合の目標心拍数は，以下の式により130（拍/分）となる。
　　　最高心拍数＝220−20＝200
　　　運動時の目標心拍数＝（200−60）×0.5＋60＝130
　　　※運動前後の脈拍を測定するときは触診で15秒間測定した脈拍数を4倍するとよい。

　また，より簡易に**自覚的運動強度**（Borgスケール）で把握する方法もある。自覚的運動強度とは，運動中に感じる運動の強さのことで，健康づくりのための運動には「ややきつい」と感じるくらいの強さが適当である（表4-1，表4-2）。例えばウォーキングなら，汗ばむ程度で会話が続くくらいの速さである。1回の運動の持続時間は20分以上が望ましい。運動頻度としては，運動習慣のない場合は週2回程度から始め，徐々に増やしていく。

　持病がある場合には運動を始める前に医師と相談し，運動を行うときには毎回必ず運動前後に体調のチェックを行うようにして，体調が悪いときには無理をしないようにすることが必要である。また，運動前にウォームアップ（準備運動），運動後にクールダウン（整理運動）を行うことでけがを防止し，疲労の回復を早めることができる。

表4-1　自覚的運動強度（Borgスケール）

スケール	6	7	8	9	10	11	12	13	14	15	16	17	18	19	20
自覚度 （運動強度の感じ方）		非常に楽である		かなり楽である		楽である		ややきつい		きつい		かなりきつい		非常にきつい	

表4-2　運動強度の感じ方と脈拍数の目安

運動強度の感じ方 （Borgスケール）	評価	1分間当たりの脈拍数の目安（拍/分）				
		60歳代	50歳代	40歳代	30歳代	20歳代
きつい〜かなりきつい	×*	135	145	150	165	170
ややきつい	○	125	135	140	145	150
楽である	○	120	125	130	135	135

＊生活習慣病患者等である場合は，この強度の身体活動は避けたほうがよい。
出典）厚生労働省：健康づくりのための身体活動基準2013，2013.

3.3　メディカルチェック

　メディカルチェックとは医学的検査のことあり，安全に運動を実施するために，運動を始める前のメディカルチェックは非常に重要である。特に，中高年，既往疾患のある者，長期間運動をしていない者は，運動開始前に医師の診断を受けることがすすめられる。メディカルチェックの項目には，表 4-3 のようなものがある[4)5)]。

　メディカルチェックの結果を基に，医師や運動の専門家から健康状態や目標に合わせた運動の方法や頻度，強度についてのアドバイスを受けることで，安全に運動を始めることができる。それでも運動をしているうちに体調に何らかの不安を感じたときには，速やかに医師に相談する。また，運動開始後も定期的にメディカルチェックを受けることが望ましい。

表 4-3　メディカルチェック項目の例

項　目	内　容
問　診	現病歴や症状・服薬状況，既往歴，家族の病歴（特に心血管疾患など），痛みの有無など
診　察	健康状態を把握するための医師による診察。現在の健康状態や既存の疾患によるリスク，節の可動域や運動性などの確認
メンタルコンディション	現在の気分
日常生活活動量	現在の 1 日の活動量
身体測定	体重，身長，BMI，体脂肪率
血　圧	高血圧リスクの確認
体力測定	握力，上体起こし，開眼片足立ち，反応時間など
血液検査	白血球数，赤血球数，ヘモグロビン，ヘマトクリット，血小板，総たんぱく，尿素窒素，クレアチニン，尿酸，AST，ALT，ALP，γ-GTP，総コレステロール，中性脂肪，HDL コレステロール，血糖など
尿検査	たんぱく，糖，潜血，ウロビリノーゲンなど
レントゲン検査	胸部レントゲン，関節の状態など
肺機能	肺活量
心電図	心血管疾患の所見の確認
運動負荷心電図	運動を行いながら心電図・血圧を観察する（※実施前に運動制限がないことを確認）
骨密度測定	骨粗鬆症のリスク

■ 4．健康づくりのための身体活動・運動の指針

4.1　健康づくりのための運動指針 2006（エクササイズガイド 2006）

　厚生労働省は，2006（平成 18）年に，健康づくりのための身体活動量と運動量の基準を「健康づくりのための運動基準 2006〜身体活動・運動・体力〜」として示した[6)]。これは

　1989（平成元）年の「健康づくりのための運動所要量」を基本として，その後に得られた科学的知見に基づいて作成されたもので，大きな特徴は，生活習慣病を予防する観点を重視したことである。同時に，この運動基準に基づき安全で有効な運動を広く国民に普及することを目的として，**健康づくりのための運動指針 2006（エクササイズガイド 2006）**が策定された[7]。

　同指針では，健康づくりのための身体活動量の目標として，週に 23 エクササイズ（メッツ・時）以上の「活発な身体活動（運動・生活活動）」を行い，そのうちの 4 エクササイズは活発な「運動」を行うこととしている。

　同指針における**身体活動**とは，安静にしている状態より多くのエネルギーを消費するすべての動きのことを指し，「身体活動」の中でも体力の維持・向上を目的として計画的・意図的に実施するものを**運動**，運動以外のものを**生活活動**と定義している（生活活動は非運動性身体活動時代謝（NEAT）とも呼ばれる）。また，身体活動の強さと量を表す単位として，身体活動の強さを**メッツ**，身体活動量を**エクササイズ**と呼ぶとしている

　メッツは，身体活動の強さを安静時の何倍に相当するかで表した単位で，座って安静にしている状態が 1 メッツ，普通歩行が 3 メッツに相当する。本指針でいう「活発な身体活動」とは，3 メッツ以上の身体活動を指す（図 4 - 2）。

　エクササイズは，メッツに身体活動の実施時間（時）をかけたもので，例えば 4 メッツの身体活動を 30 分間行ったときの身体活動量は，「4 メッツ×0.5 時間＝ 2 エクササイズ」である。したがって，より強い身体活動ほど短い時間で 1 エクササイズとなる。

　「週に 23 エクササイズ以上の活発な身体活動」は，1 日当たりにすると約 3.3 エクササ

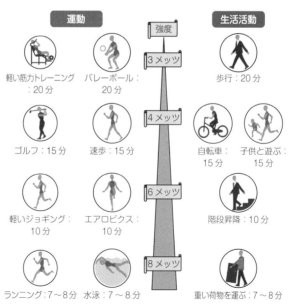

図 4 - 2　1 エクササイズに相当する活発な身体活動
出典）厚生労働省：健康づくりのための運動指針 2006，2006.

イズ（メッツ・時）となり，歩行（約 3 メッツ）で換算すると 1 日当たり約 60 分の歩行（約 6,000 歩）に相当する。しかし日常生活においては 3 メッツ以下の低強度の歩行も 2,000〜4,000 歩程度あると考えられるので，その分を加えて，実際には 1 日当たり約 8,000〜10,000 歩に相当すると考えればよい。

　また，「週に 4 エクササイズ（メッツ・時）の活発な運動」については，2 メッツ・時/週〜10 メッツ・時/週の範囲も示されている。基準値の週 4 エクササイズは，約 4 メッツの速歩なら約 60 分/週に相当し，約 7 メッツのジョギングやテニスならば約 35 分/週に相当する。運動習慣がない場合には週に 2 エクササイズから始め，すでに 4 エクササイズ実施している場合は 10 エクササイズを目標に運動量を増やしていくことで，生活習慣病のリスクが低くなることが期待される。また，内臓脂肪を減らすためには，食事摂取量を変えないまま週 10 エクササイズ以上の運動で効果が期待できるとしている。

4.2　健康づくりのための身体活動基準 2013 および健康づくりのための身体活動指針（アクティブガイド）

　健康づくりのための身体活動基準 2013 は，「健康日本 21（第二次）」を推進するために，「健康づくりのための運動基準 2006」を改定したものである[8]。健康日本 21（第二次）においては，ライフステージに応じた健康づくりを推進し，生活習慣病の重症化予防にも重点を置いた対策を行うこととしており，本基準は次のような特徴がある。

① 　身体活動（＝生活活動＋運動）全体に着目することの重要性から，「運動基準」から「**身体活動基準**」に名称を改めた。
② 　身体活動量の増加でリスクの低減ができるものとして，従来の糖尿病・循環器疾患等に加え，がんやロコモティブシンドローム・認知症が含まれた。
③ 　子どもから高齢者までの基準が検討された。
④ 　保健指導で運動指導を安全に推進するための具体的な手順が示された。
⑤ 　まちづくりや職場づくりにおける保健事業の活用例が紹介されている。

　健康づくりのための身体活動基準 2013 の概要は表 4–4 のとおりで，健康の維持・増進に必要な体力については，性・年代別の全身持久力の基準が示された（表 4–5）。旧基準では最大酸素摂取量（mL/kg/分）で示されていたが，今回はメッツでも表示されている。

　また，身体活動の量からエネルギー消費量への換算方法も次式によって示された。

　　　エネルギー消費量（kcal）＝身体活動量（メッツ・時）×体重（kg）

　例えば，60 kg の人が速歩（4 メッツ）を 30 分行った場合の消費エネルギーは，「4 メッツ×0.5 時間×60 kg＝120 kcal」となる。

　ただし，体重減少を目的とし，体脂肪の燃焼に必要なエネルギー消費量を求めたいときは，安静時のエネルギー消費量（1 メッツ）を差し引かなければならないので，「（4 メッツ−1 メッツ）×0.5 時間×60 kg＝90 kcal」となる。

　さらに，国民への普及啓発の強化を図るために，身体活動・運動の重要性と身体活動量

表4-4 健康づくりのための身体活動基準2013の概要

		身体活動 （生活活動・運動）		運動		体 力 （うち全身持久力）
健診結果が基準範囲内	65歳以上	強度問わず, 身体活動を毎日40分 （＝10メッツ・時/週）	今より少しでも増やす （例えば10分多く歩く）	－	運動習慣をもつようにする （30分以上・週2日以上）	－
	18〜64歳	3メッツ以上の強度の身体活動を毎日60分 （＝23メッツ・時/週）		3メッツ以上の強度の運動を毎週60分 （＝4メッツ・時/週）		性・年代別に示した強度での運動を約3分間継続可能
	18歳未満	－		－		－

出典）厚生労働省：健康づくりのための身体活動基準2013（概要），2013.

表4-5 性・年代別の全身持久力の基準

	18〜39歳	40〜59歳	60〜69歳
男性	11.0メッツ （39 mL/kg/分）	10.0メッツ （35 mL/kg/分）	9.0メッツ （32 mL/kg/分）
女性	9.5メッツ （33 mL/kg/分）	8.5メッツ （30 mL/kg/分）	7.5メッツ （26 mL/kg/分）

注1 表に示す強度での運動を約3分以上継続できた場合，基準を満たすと評価できる。
2 表中の（ ）内は，最大酸素摂取量。
出典）厚生労働省：健康づくりのための身体活動基準2013，2013.

を増やすためのヒントをまとめた**健康づくりのための身体活動指針（アクティブガイド）**が作成された[9]。「今より毎日10分ずつ長く歩くようにする」という新基準を**＋10（プラス・テン）**というわかりやすいメッセージとして打ち出した。

4.3 健康日本21（第三次）における身体活動・運動

健康日本21（第二次）の最終評価を踏まえて，2024（令和6）年度より**健康日本21（第三次）**が推進される[10]。身体活動・運動については，身体活動量の減少が，肥満や非感染性疾患（NCDs，生活習慣病）発症の危険因子であるだけでなく，高齢者の自立度低下や虚弱（フレイル）の危険因子であることがわかっている。しかし，「日常生活における歩数」「運動習慣者の割合」はいずれも横ばいから減少傾向にあり，引き続き積極的に取り組んでいくことが必要である。身体活動・運動量を増加させ，健康増進につなげていくための3つの目標が設定された。

1）日常生活における歩数の増加

目標値を現状値の6,278歩（令和元年）から10％増加の7,100歩と設定しつつ，覚えやすい目標として，20〜64歳では男女とも8,000歩/日，65歳以上では6,000歩/日とした。

2）運動習慣者の増加

運動習慣を有する者は，運動習慣のない者に比べて，生活習慣病リスクや死亡リスクが

低いことが報告されていることから，引き続き「運動習慣の増加」が目標として設定された。「1 回 30 分以上の運動を週 2 回以上実施し，1 年以上継続している者の割合」を現状値の 28.7％（令和元年）に 10％加えて，わかりやすく覚えやすい目標値として 20～64歳では 30％，65 歳以上では 50％，総計の目標値を 40％とした。

3）運動やスポーツを習慣的に行っていない子どもの減少

身体活動が，子どもに対して身体的・心理的・社会的によい影響を及ぼすことが報告されており，運動習慣を有する子どもの割合を増やすことで，心身の健康の保持・増進や体力の向上を図り，健康で活力に満ちた長寿社会の実現につなげていく。「運動やスポーツを習慣的に行っていない子どもの減少」を目標とし，「1 週間の総運動時間（体育授業を除く）が 60 分未満の児童の割合」を指標とする。

これらのほか，自然に健康な行動をとることができるような環境整備として，「居心地がよく歩きたくなる街づくりに取り組む市町村数の増加」や「受動喫煙の機会の減少」なども目標として挙げられている。

4.4　健康づくりのための身体活動・運動ガイド 2023

健康日本 21（第三次）の身体活動・運動の取り組みを推進するために，最新の科学的知見に基づき，「健康づくりのための身体活動基準 2013」が見直され，2024（令和 6）年1 月に **健康づくりのための身体活動・運動ガイド 2023**[11] が策定された。

「基準」という表現が全ての国民が等しく取り組むべき事項であるという誤解を与える可能性等を考慮し，名称は「ガイド」に変更された。本ガイドでは，対象者別（成人，こども，高齢者）の身体活動・運動の推奨事項および，参考情報についてまとめるとともに，ツールとしての使いやすさ等も考慮した構成となっている。

身体活動・運動の全体の方向性として，定量的な推奨事項だけでなく，「個人差を踏まえ，強度や量を調節し，可能なものから取り組む」「今よりも少しでも多く身体を動かす」という定性的な推奨事項が示されている。また，運動の中に，**筋力トレーニング**についての推奨事項が加わった。さらに，すべてのライフステージで，「座りっぱなしの時間が長くなり過ぎないように注意する」という **座位行動** についての注意事項が示された。

概要は表 4-6 のとおりである。

（1）成人版の推奨事項

表 4-6 にあるように，歩行またはそれと同等以上の強度の身体活動を 1 日 60 分以上行うこと（1 日約 8,000 歩以上に相当）と，息が弾み汗をかく程度の運動を週 60 分以上行うことを推奨している。さらに，筋力トレーニングを週 2～3 日行うことを推奨している。ただし，これは上記の運動に含めてよい。

（2）こども版の推奨事項

身体を動かす時間が少ないこどもには，何らかの身体活動を少しでも行うことを推奨す

るとし，後述するWHO「身体活動および座位行動に関するガイドライン」（2020年）からの参考例が示されている（表4-6）。座位行動全般よりも，**スクリーンタイム**（テレビ視聴やゲーム，スマートフォンの利用など）が長くならないようにするとしている。また，激しすぎる運動やオーバーユース（使いすぎ）に対する注意も示された。

（3）高齢者版の推奨事項

　　表4-6にあるように，歩行またはそれと同等以上の強度の身体活動を1日40分以上行うこと（1日約6,000歩以上に相当）を推奨している。この強度や推奨値に満たなくとも，少しでも身体活動を行うことを推奨しており，反対に体力のある高齢者では，成人同等（23メッツ・時/週）の身体活動を行うことで，さらなる健康効果が期待できるとしている。また，筋力・バランス・柔軟性など多要素な運動を週3日以上行うことが推奨されている。筋力トレーニングについては週2〜3日行うことが推奨されており，これは多要素な運動に含めてもよい。身体機能が低下している高齢者については，安全に配慮し，転倒等に注意

表4-6　健康づくりのための身体活動・運動ガイド2023　推奨事項一覧

全体の方向性	個人差を踏まえ，強度や量を調整し，可能なものから取り組む 今よりも少しでも多く身体を動かす		
対象者[1]	身体活動[2]（＝生活活動[3]＋運動[4]）		座位行動[6]
高齢者	歩行またはそれと同等以上の （3メッツ以上の強度の） 身体活動を1日40分以上 （1日約6,000歩以上） （＝週15メッツ・時以上）	**運動** 有酸素運動・筋力トレーニング・バランス運動・柔軟運動など多要素な運動を週3日以上 【筋力トレーニング[5]を週2〜3日】	座りっぱなしの時間が 長くなりすぎないように 注意する （立位困難な人も，じっとしている時間が長くなりすぎないように少しでも身体を動かす）
成人	歩行またはそれと同等以上の （3メッツ以上の強度の） 身体活動を1日60分以上 （1日約8,000歩以上） （＝週23メッツ・時以上）	**運動** 息が弾み汗をかく程度以上の （3メッツ以上の強度の） 運動を週60分以上 （＝週4メッツ・時以上） 【筋力トレーニングを週2〜3日】	
こども （※身体を動かす時間が少ないこどもが対象）	（参考）・中強度以上（3メッツ以上）の身体活動（主に有酸素性身体活動）を1日60分以上行う ・高強度の有酸素性身体活動や筋肉・骨を強化する身体活動を週3日以上行う ・身体を動かす時間の長短にかかわらず，座りっぱなしの時間を減らす。特に余暇のスクリーンタイム[7]を減らす。		

1) 生活習慣，生活様式，環境要因等の影響により，身体の状況等の個人差が大きいことから，「高齢者」「成人」「こども」について特定の年齢で区切ることは適当でなく，個人の状況に応じて取組を行うことが重要であると考えられる。
2) 安静にしている状態よりも多くのエネルギーを消費する骨格筋の収縮を伴う全ての活動。
3) 身体活動の一部で，日常生活における家事・労働・通勤・通学などに伴う活動。
4) 身体活動の一部で，スポーツやフィットネスなどの健康・体力の維持・増進を目的として，計画的・定期的に実施する活動。
5) 負荷をかけて筋力を向上させるための運動。筋トレマシンやダンベルなどを使用するウエイトトレーニングだけでなく，自重で行う腕立て伏せやスクワットなどの運動も含まれる。
6) 座位や臥位の状態で行われる，エネルギー消費が1.5メッツ以下の全ての覚醒中の行動で，例えば，デスクワークをすることや，座ったり寝ころんだ状態でテレビやスマートフォンを見ること。
7) テレビやDVDを観ることや，テレビゲーム，スマートフォンの利用など，スクリーンの前で過ごす時間のこと。

出典）厚生労働省：健康づくりのための身体活動・運動ガイド2023（概要），2024.

する。立位困難な人も，じっとしている時間が長くなりすぎないよう，少しでも身体を動かすようにする。

（4）身体活動・運動に関する参考情報

　参考情報として，筋力トレーニング実施のポイントを科学的根拠とともに紹介している。

　筋力トレーニングには，マシンなどを使用するウエイトトレーニングだけでなく，自重で行う腕立て伏せなどの運動も含まれる。筋トレの実施は，生活機能の維持・向上だけではなく，疾患発症予防や死亡リスクの軽減につながるとの報告もあり，可能であれば，有酸素性身体活動と組み合わせるとさらなる健康効果が期待できるとしている。

　その他の参考情報として，働く人が職場で活動的に過ごすためのポイント，慢性疾患（高血圧・2型糖尿病・脂質異常症・変形性膝関節症）を有する人の身体活動のポイント，身体活動・運動を安全に行うためのポイント，身体活動による疾患等の発症予防・改善のメカニズム，全身持久力（最高酸素摂取量）について，身体活動支援環境について，身体活動とエネルギー・栄養素についての各項目についても詳細に示されている。

■ 5．WHO身体活動・座位行動ガイドライン

　2020年に世界保健機関（WHO）より「身体活動・座位行動ガイドライン」が公表された[12)13)]。ガイドラインでは，ライフステージや疾患，障害などで分類した対象別に，推奨される身体活動のレベル等が示されている。ガイドラインの最初には，すべての対象に共通する重要な6つのメッセージが示されており，特に⑤⑥では座位行動を減らすことを推奨している。世界の人々がより活動的になれば，年間400万～500万人の死亡を回避できる可能性があると述べている。

①　身体活動は心身の健康に寄与する。

②　少しの身体活動でも何もしないよりは良い。多い方がより良い。

③　すべての身体活動に意味がある。

④　筋力強化はすべての人の健康に役立つ。

⑤　座りすぎで不健康になる。

⑥　身体活動を増やし，座位行動を減らすことにより，すべての人が健康効果を得られる。

　このガイドラインで示されている推奨事項は，性別，文化的背景，社会経済的地位に関係なく，5歳から65歳以上までのすべての集団と年齢層を対象としている。

　ライフステージ別の「子どもと青少年（5～17歳）」「成人（18～64歳）」「高齢者（65歳以上）」のほかに，「妊娠中および産後の女性」「慢性疾患を有する成人および高齢者（18歳以上）」「障害のある子どもと青少年（5～17歳）」「障害のある成人（18歳以上）」についてもカテゴリーを設け，それぞれ推奨される運動量が示されている。

■6．高齢者と運動

6.1　高齢者における身体活動・体力と健康との関連

　2022（令和4）年に65歳以上の高齢者人口割合が29％に達した日本において，高齢者の健康寿命を延伸することは喫緊の課題となっている。そのためには，生活習慣病などの慢性疾患に加えて，**サルコペニアやフレイル**など，寝たきりや要介護につながる高齢期特有の健康課題と，それらに対する身体活動・体力の役割について理解することが重要である。

（1）身体活動と死亡リスクの関連

　身体活動量が多い高齢者は，加齢に伴う疾患に罹ることや死亡リスクが低いことが多くの研究によりわかっている。特に，中等度強度以上の身体活動が疾患発症や死亡リスクの低下と密接に関連するため，ウォーキングやスポーツなどを習慣的に行うことが推奨されている。また，健康の保持・増進のために推奨される身体活動量に満たなかったとしても，中等度強度以上の身体活動をわずか15分/日程度行うことにより，死亡リスクは減少することが報告されている。わずかな時間でもよいので，歩行をはじめとする中等度強度以上の身体活動を行うことが，健康長寿のために重要である。

（2）体力・歩行能力と死亡リスクの関連

　身体活動と同様に，全身持久力や筋力などの体力が高い高齢者もまた，加齢に伴う疾患に罹ることや死亡のリスクが低いことがわかっている。また，とりわけ高齢者においては**歩行能力**が健康と密接に関連することが示されており，歩行速度が遅いほど死亡リスクが高いことや，歩幅が狭いほど認知機能低下リスクが高いことなどが報告されている[14]。このような研究成果に基づき，歩行能力は高齢者の健康長寿を予測する簡便な指標として用いられている。

（3）身体活動とサルコペニアの関連

　サルコペニアとは，「加齢により骨格筋量が減少し，筋力や身体機能が低下している状態」を指す。図4-3に，アジア人を対象としたサルコペニアの診断基準を示した。骨格筋量や筋力の人種差を考慮し，ヨーロッパ人とは異なる基準値が用いられているが，身体機能と骨格筋量の指標を用いて診断する点は共通している。サルコペニアの高齢者は死亡と要介護発生のリスクが高いことから，この診断基準を用いてサルコペニアを早期にスクリーニング・診断することが重要である。サルコペニアの予防には身体活動を行うことが重要であり，また，サルコペニアの高齢者においても，習慣的に運動を行えば，骨格筋量の増加し，身体機能が改善することもわかっている[15]。

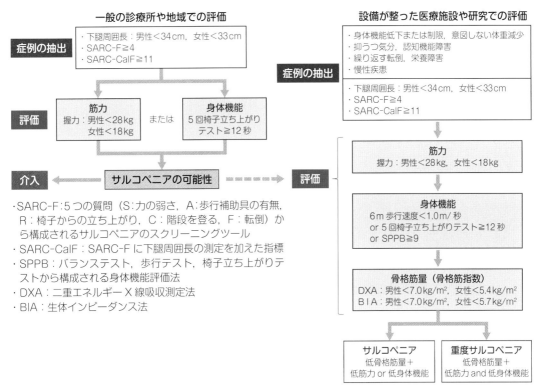

図 4-3　アジア人のサルコペニア診断基準

出典）Chen, *et al.*: *J Am Med Dir Assoc.* 2020. をもとに作成

表 4-7　改訂日本版フレイル基準（J-CHS 基準）

評価項目	質問および測定
体重減少	6 か月間で 2 kg 以上の（意図しない）体重減少がありましたか？
筋力低下	握力：男性 28 kg 未満，女性 18 kg 未満
疲労感	（ここ 2 週間）わけもなく疲れたような感じがする
歩行速度低下	通常歩行速度：1.0 m/ 秒未満
身体活動低下	1. 軽い運動・体操をしていますか？ 2. 定期的な運動・スポーツをしていますか？ 上記の 2 つのいずれも「週に 1 回もしていない」と回答した場合

※ 5 つの評価基準のうち，3 項目以上に該当する者をフレイル，1〜2 項目に該当する者を
　プレフレイル，いずれも該当しないものを健常とする。

出典）Satake and Arai: *Geriatrics Gerontology Int.* 2020. をもとに作成

（4）身体活動とフレイルの関連

　フレイルとは，「加齢により心身が老い衰えた状態」を指す。フレイルは健康な状態と
要介護の状態の中間の状態であり，適切な予防や介入により再び健康な状態に戻ることが
できる。フレイルの診断には Fried らの評価基準が用いられており，①体重減少，②疲労
感，③身体活動低下，④筋力低下，⑤歩行速度低下，の 5 つの項目のうち 3 つ以上に該

表 4 - 8　アメリカスポーツ医学会による全身持久力向上のための有酸素運動のガイドライン

運動の種類	大筋群を使い，継続して行えるリズミカルな運動（歩行，水泳など）
強　度	中等度強度から高強度
時　間	中等度の場合 1 日 30 分以上，高強度の場合 1 日 20 分以上
頻　度	中等度の場合週 5 回以上，高強度の場合週に 3 回以上
期　間	10〜12 週間

出典）Garber, *et al.*：*Med Sci Sports Exerc.* 2011. をもとに作成

当する場合をフレイルとする。表 4 - 7 に示したとおり，上記の 5 項目について日本人向けの基準が定められている。フレイルを予防・改善するためには身体活動を行うことが重要であり，フレイルと評価された高齢者においても，習慣的に運動を行えば，歩行速度や日常生活動作のパフォーマンスが向上することが報告されている[16]。

6.2　高齢者における体力向上のための運動プログラム

　若・中年者を対象とした運動プログラム同様に，高齢者においてもトレーニングの原理原則に従い運動プログラムを作成することが必要である。加齢により，骨格筋のうち速筋線維（出力は大きいが疲労しやすい）が遅筋線維（出力は小さいが疲労しにくい）に比べ顕著に減少することや，高齢者特有の健康課題であるサルコペニアやフレイルの予防を考慮し，骨格筋量・筋力向上のための筋力トレーニングを運動プログラムに取り入れることが推奨されている。

（1）全身持久力向上のための有酸素運動

　高齢者においても，習慣的な持久性トレーニング（有酸素運動）により全身持久力の評価指標である最大酸素摂取量（$\dot{V}O_2max$）が向上する。表 4 - 8 にアメリカスポーツ医学会による全身持久力向上のための有酸素運動のガイドラインを示した。表に示したとおり，最大酸素摂取量向上のためには中等度強度以上の有酸素運動を継続して行うとよい。高齢者を対象とした研究により，運動強度が低いと最大酸素摂取量が向上しにくいことがわかっていることから[17]，運動強度を適切に設定することが重要である。運動強度を管理するために運動処方の現場でよく用いられるのが**心拍数**である。「220 − 年齢」などの式を用いて最大心拍数を推定し，% HRR（最大予備心拍数に対する割合）や% HRmax（最大心拍数に対する割合）を計算することにより，相対的運動強度を把握できる。表 4 - 9 のとおり，アメリカスポーツ医学会の運動処方のガイドラインでは，相対的運動強度のゴールドスタンダード（最も標準的で信頼性の高い評価方法）である% $\dot{V}O_2max$（最大酸素摂取量に対する割合）と，% HRR や% HRmax との対応関係が示されている。このガイドラインでは 46% $\dot{V}O_2max$ 以上の強度が中等度強度とされているため，これに対応する 40% HRR もしくは 64% HRmax 以上を目標として運動を行えば，最大酸素摂取量の向上が期待できる。また，中等度および高強度の運動時の主観的運動強度は，それぞれ「楽である〜ややきつい」「や

表 4-9　相対的運動強度の対応表

	% HRR	% HRmax	% $\dot{V}O_2max$	主観的運動強度
中等度強度	40〜59%	64〜76%	46〜63%	楽である〜ややきつい
高強度	60〜90%	77〜95%	64〜90%	ややきつい〜きつい

HRR：最大予備心拍数（最大心拍数−安静時心拍数）
HRmax：最大心拍数
$\dot{V}O_2max$：最大酸素摂取量
出典）Garber, *et al.*：*Med Sci Sports Exerc.* 2011. をもとに作成

表 4-10　アメリカスポーツ医学会による高齢者における
筋力トレーニングのガイドライン

種　目	8〜10種目（大筋群を中心に）
頻　度	週 2〜3 回
反復回数	1 セット 10〜15 回
強　度	最大反復回数（1RM）の 60〜70% （筋力が低い高齢者や初心者は 40〜50%）

出典）Garber, *et al.*：*Med Sci Sports Exerc.* 2011. をもとに作成

やきつい〜きつい」に相当する。したがって，心拍数を測定できない場合は，主観的に「や
やきつい」と感じる程度の強度で運動すれば，適切な強度で運動することができる。なお，
非活動的で全身持久力が低い高齢者の場合は，低強度の運動から始め，少しずつ強度を上
げていく必要がある。

（2）骨格筋量・筋力向上のための筋力トレーニング

　全身持久力と同様に，高齢者においても習慣的な筋力トレーニングにより骨格筋量や筋
力が向上する。表 4-10 に，アメリカスポーツ医学会による高齢者の筋力トレーニングの
ガイドラインを示した。高齢者に推奨される反復回数は 1 セット 10〜15 回であり，これ
は若年者に推奨される反復回数よりも多い。一方，高齢者に推奨される強度は最大反復回
数の 60〜70%（中等度〜高強度）であり，若年者に推奨される強度よりも低い。全身持久
力向上のための持久性トレーニングと同様，非活動的で筋力が低い高齢者においては，さ
らに低強度のトレーニングから始め，少しずつ強度を上げていく必要がある。同ガイドラ
インにおいては，最大反復回数の 40〜50%（低強度）の強度からトレーニングを始めるこ
とが推奨されている。

6.3　高齢者における骨格筋量・体力の評価方法

　高齢者において骨格筋量・体力は要介護や死亡のリスクと強く関連するため，定期的に
これらを測定することが望ましい。また，骨格筋量や体力向上のための運動プログラムの
効果を評価するために，骨格筋量や体力の測定を定期的に行うことは重要である。しかし，

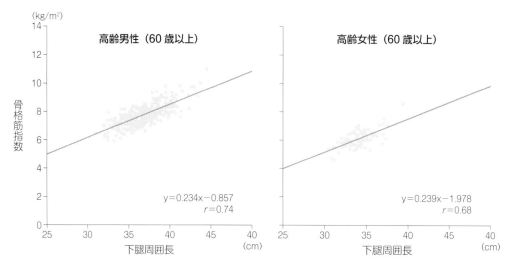

※骨格筋指数＝四肢筋量/身長の二乗

図4-4　日本人の高齢男女における下腿周囲長と骨格筋指数との関連
出典）Kawakami, *et al.*：*Geriatrics Gerontology Int.* 2020. をもとに作成

骨格筋量や体力を正確に測定するためには専門的な機器が必要であり，運動処方の現場で日常的にこれらの測定を実施することは現実的ではない。そのため，特別な機器を用いず簡便に骨格筋量や体力を評価する方法が必要となる。

（1）骨格筋量の評価

　骨格筋量（除脂肪量）評価のゴールドスタンダードは，**二重エネルギーX線吸収測定法**（**DXA法**）を用いた四肢筋量の測定であるが，医療機関でなければ測定ができず，X線による被曝も伴うため，日常的に骨格筋量の評価に用いることはできない。そこで，簡易的に骨格筋量を評価する方法として，**下腿周囲長の測定**が提案されている。メジャーを用いて下腿の最も太い部分を計測するだけであるが，DXA法により測定した骨格筋指数（四肢筋量/身長の2乗）と高く相関することが報告されている（図4-4）。この知見に基づき，アジアサルコペニアワーキンググループは，骨格筋量の測定が困難な場合は，下腿周囲長（男性34cm未満，女性33cm未満）によりサルコペニアのスクリーニングを行うことを提案している。さらに簡便な骨格筋量の評価方法として，「**指輪っかテスト**」が提案されている。これは，下腿の最も太い部分が両手の親指と人差し指で作った輪よりも小さく隙間ができるかどうかを調べる方法である。両手の親指と人差し指で下腿の最も太い部分をつかめないグループと比較して，輪に隙間ができたグループでは低筋量の者の割合が高いことが報告されている[18]。

（2）全身持久力の評価

　全身持久力評価のゴールドスタンダードは，最大運動時の**呼気ガス分析による最大酸素**

摂取量の測定であるが，酸素摂取量のために特別な機器を使用するため，日常的に実施することはできない。また，最大負荷まで運動を行うため対象者の負担が大きく，高齢者では実施できない場合もある。簡易的かつ対象者の負担が比較的少ない全身持久力の評価方法として，**6分間歩行テスト**がある。これは，30mの平坦な直線コースを，できるだけ速く6分間往復して歩き，その歩行距離から全身持久力を評価する方法である。高齢者において，6分間歩行テストから予測した最大酸素摂取量と，呼気ガス分析により実測した最大酸素摂取量は高く相関し，テストの再現性も高いことが報告されている[19]。

（3）筋力の評価

　一般的に，筋力は握力や膝伸展・屈曲筋力などの測定により評価されるが，筋力計を用いずに簡易的な方法で筋力を評価することも可能である。例えば，筋力計を用いずに膝伸展筋力を評価する方法として，**椅子座り立ちテスト**がある。これは，10回の椅子座り立ち動作をできるだけ速く繰り返し，その所要時間を計測するものである。高齢者において，椅子座り立ちテストの所要時間は膝伸展筋力と相関し，椅子座り立ちテストの所要時間が短いほど膝伸展筋力が高いことが報告されている[20]。

引用文献

1）　厚生労働省：令和元年国民健康・栄養調査報告，2019.
2）　厚生労働省：健康日本21（第二次）最終評価報告書，2022.
3）　厚生労働省：健康づくりのための身体活動基準2013，2013.
4）　愛知医科大学運動療育センター編集，丹波滋郎，野口昌良監修：中高年・疾病予防（健康づくり）のための運動の実際，全日本病院出版会，2005，pp.124-127.
5）　公益財団法人健康・体力づくり事業財団：健康運動指導士養成講習会テキスト下，公益財団法人健康・体力づくり事業財団，2007，pp.735-755.
6）　厚生労働省：健康づくりのための運動基準2006〜身体活動・運動・体力〜，2006.
7）　厚生労働省：健康づくりのための運動指針2006（エクササイズガイド2006），2006.
8）　厚生労働省：健康づくりのための身体活動基準2013，2013.
9）　厚生労働省：健康づくりのための身体活動指針（アクティブガイド），2013.
10）　厚生労働省：健康日本21（第三次）推進のための説明資料，2023，pp.34-39.
11）　厚生労働省：健康づくりのための身体活動・運動ガイド2023（概要），2024.
12）　日本運動疫学会ほか：WHO身体活動・座位行動ガイドライン2020（要約版），2021.
13）　公益財団法人健康・体力づくり事業財団：健康づくり，pp.2-7．No.518，2022.
14）　Taniguchi Y, Yoshida H, Fujiwara Y, Motohashi Y, Shinkai S: A prospective study of gait performance and subsequent cognitive decline in a general population of older Japanese. *J Gerontol A Biol Sci Med Sci.* **67**(7), 796-803, 2012.
15）　Vlietstra L, Hendrickx W, Waters DL: Exercise interventions in healthy older adults with sarcopenia: A systematic review and meta-analysis. *Australas J Ageing.* **37**(3), 169-183, 2018.
16）　Chou CH, Hwang CL, Wu YT: Effect of exercise on physical function, daily living activi-

ties, and quality of life in the frail older adults: a meta-analysis. *Arch Phys Med Rehabil.* **93**(2), 237-244, 2012.

17) Shephard RJ: Maximal oxygen intake and independence in old age. *Br J Sports Med.* **43**(5), 342-346, 2009.

18) Tanaka T, Takahashi K, Akishita M, Tsuji T, Iijima K: "Yubi-wakka" (finger-ring) test: A practical self-screening method for sarcopenia, and a predictor of disability and mortality among Japanese community-dwelling older adults. *Geriatr Gerontol Int.* **18**(2), 224-232, 2018.

19) Kervio G, Carre F, Ville NS: Reliability and intensity of the six-minute walk test in healthy elderly subjects. *Med Sci Sports Exerc.* **35**(1), 169-174, 2003.

20) Takai Y, Ohta M, Akagi R, Kanehisa H, Kawakami Y, Fukunaga T: Sit-to-stand test to evaluate knee extensor muscle size and strength in the elderly: a novel approach. *J Physiol Anthropol.* **28**(3), 123-128, 2009.

第5章 健康を阻害する疾病の予防

■1. 疾病予防の３段階

　疾病の予防は，目的に合わせて一次予防，二次予防，三次予防の３段階に分類される。

　疾病構造が感染症から生活習慣病へと変化したため，疾病の自然史に対応した総合的な疾病予防が求められる。生活習慣病への対策は，一次予防として健康の保持・増進，二次予防として疾病の早期発見・早期治療，そして，三次予防としての悪化防止・リハビリテーションの段階的な考え方が提唱されている（表5-1）。

　予防のために何をどの程度指導し，その効果を判定するための指標として，**数値的健康介入**（digital health intervention）の概念がある[1]。栄養素等摂取量，運動量，睡眠時刻，睡眠量，投薬の種類と量，ストレス対処等々が介入の数値であり，結果には，体重，BMI，生化学諸指標等々が成果（outcome）の数値として挙げられる。

表5-1　疾病予防の段階と対策

疾病自然史　病原―主体―環境の相互作用→刺激の主体（人）における反応→ 　　　　　　　↳刺激の形成→疾病初期→初期障害の認知→進展した病気→回復期				
健康状態	疾病前期		疾病期	
予防の段階	予防の第1段階 （一次予防）		予防の第2段階 （二次予防）	予防の第3段階 （三次予防）
目的	健康増進	特殊予防	早期発見・ 早期治療	障害および 悪化防止	リハビリ テーション
対策	・健康教育 ・成長段階に応じた良好な栄養 ・適度な運動 ・適切な休養 ・生活環境の改善 ・健康習慣の確立 ・結婚相談 ほか	・予防接種 ・個人や環境の衛生 ・災害や職業病の防止 ・特殊栄養 ・発がん性物質への暴露防止 ・アレルギー性物質の除去 ほか	・集団健診（スクリーニング） ・精密検査および人間ドック ・事後指導および保健指導 ・感染症蔓延防止ほか	・早期回復のための適正処置および治療 ・適切なサービスおよび施設の利用 ・合併症の防止 ・疾病悪化防止ほか	・機能回復訓練および残存能力の訓練 ・職場での適正配置および雇用促進 ・身障者への社会的偏見の除去ほか

出典）Clark & Leavell. より一部改変

1.1　一次予防：健康増進と特殊予防

一次予防（primary prevention）は，疾病や疾患が発生する前に，その発生を防止するための措置を指し，「健康増進」「特殊予防」を目的とした予防対策である。これは，健康人に対する予防策であり，疾病のリスクを最小化することを目指す。例えば，予防接種や健康な食生活の促進，喫煙や過度の飲酒の禁止などが一次予防である。

（1）健康増進

性・年齢に応じた良好な栄養，適度な運動，生活習慣の確立が必要である。良好な栄養については，食事摂取基準の各栄養素の推奨量がある。厚生労働省の健康日本 21（第三次）では，適度な運動量は男女とも 20〜64 歳で 8,000 歩/日，65 歳以上で 6,000 歩/日が目標とされ，また，6〜9（60 歳以上は 6〜8）時間の睡眠が推奨されている。

（2）特殊予防

予防接種，個人や環境の衛生（感染予防の手洗いなど），災害や職業病の防止，特殊栄養（骨折予防のためにカルシウム摂取等），発がん性物質への暴露防止，アレルギー性物質の除去などである。

（3）一次予防の 2 つの方法

生活習慣病の一次予防には，2 つの方法がある（図 5-1）。1 つは**ハイリスクアプローチ**で，高血圧などのリスクが高い人を健診で発見し管理することで，脳血管疾患などの発症を予防する。もう 1 つは**ポピュレーションアプローチ**で，集団全体の血圧を少しでも下げることで，循環器疾患の発症を減らす方法である。減塩など食生活の改善を地域ぐるみで展開するのもポピュレーションアプローチの一例である。介入の基本となる 1 日食塩摂取量は，男性 7.5 g 未満，女性 6.5 g 未満と食事摂取基準（2020 年版）で定めている。ハイリスクアプローチでは，高血圧者の血圧管理を徹底して，脳血管疾患を減少させた[2]。

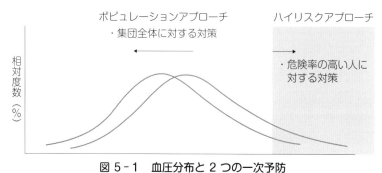

図 5-1　血圧分布と 2 つの一次予防
出典）上島弘嗣，1987. より一部改変

1.2　二次予防：早期発見・早期治療

　二次予防（secondary prevention）は，疾病や疾患がすでに発生した人々に対して，**早期発見や早期治療**を行うことによって進行を遅らせたり，合併症を防いだりする予防策である。例えば，定期的な健康診断や検査を受けること，早期発見が可能な集団検診すなわち**スクリーニングテスト（がん検診**など）の実施，高血圧や糖尿病などの早期治療が二次予防である。精密検査，人間ドックなども含まれる。

　その目的は，①早期病的変化の発見で，例えば，がんの場合ではできるだけ早期がんの状態で発見することである。②疾病の危険因子（リスクファクター）の早期発見を含む。例えば，血圧値，血清脂質値，血糖値などを的確に把握する。そして，③事後指導としての保健指導によって生活習慣の改善を図ることで，疾病を予防することである。「二次予防における食塩摂取量は 6 g 未満」と日本高血圧学会が定めている[2]。

1.3　三次予防：障害および悪化防止とリハビリテーション

　三次予防（tertiary prevention）は，すでに疾病や疾患を発症している人々に対して，合併症や後遺症の進行を防いだり，悪化を遅らせたりするための予防策である。これは，治療やリハビリテーション，サポートを通じて行われる。例えば，心臓発作の後の心臓リハビリテーションや，脳卒中後のリハビリテーションプログラムが三次予防である。

（1）障害および悪化防止

　早期回復のための適正処置および治療，適切なサービスおよび施設の利用，合併症の防止，疾病悪化防止などである。早期回復のための適正処置の例として，疾病の発作で救急搬送の場合，救命処置しかできない医療施設に搬送されるか，救命処置後に障害防止の処置もできる施設に搬送されるかは，その予後に大きな影響がある。また，適切なサービスの利用という場合，例えば，入った施設が寝かせきりにする施設か，日中はできるだけ起こしておく施設であるかは，予後に大きな関係がある。

（2）リハビリテーション

　リハビリテーション（rehabilitation）は，病気や障害によって身体的な機能や能力が制限された個人が，最大限の機能回復や生活の質向上を目指す総合的な治療法である。早期かつ継続的な実施により，機能回復や麻痺機能の補完が可能であり，具体的な目標として痛みの軽減，運動能力向上，バランス改善，日常生活動作の自己管理，職業的能力回復などが挙げられる。リハビリテーションは急性期から慢性状態まで，手術後の回復，脳卒中（急性期・回復期・維持期）など様々な状況で行われ，家族や介護者への支援も重要である。職場への復帰には適正配置や雇用促進など職場側の協力と，社会的偏見を取り除くことが必要である。

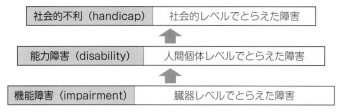

図 5-2　障害の階層性

（3）障害の"階層性"

　障害は**機能障害，能力障害，社会的不利**という 3 段階でとらえることができる。機能障害は臓器レベルでとらえた障害，能力障害は人間個体レベルでとらえた障害，社会的不利は社会的レベルでとらえた障害である（図 5-2）。例えば，脳血管疾患による同じ程度の機能障害でも，意欲的に機能訓練を受けた場合は，能力障害は減少する。また，同じ車いす利用者（同じ能力障害）でも，その障害者に対する社会的偏見や生活環境の不備によって社会的不利の状況は異なる。したがって，リハビリテーションでは，機能障害から能力障害への移行を防ぎ，能力障害を社会的不利にしないことが大切である。

1.4　生活習慣病予防の今後の改善点：遺伝子多型研究

　従来の予防法から進んで，欧米では遺伝子解析による精密医療が進行している。日本では**遺伝子多型**による各種の疾患感受性に基づいた予防法はとられていない。しかし，国際的には，葉酸が欠乏しやすいメチレンテトラヒドロ葉酸還元酵素の多型による認知症，脳卒中，障害児の予防に，穀類の葉酸添加を法的に義務づけている例が 86 か国あり，成果を挙げている。また，日本では魚介類の摂取量が半減したため DHA の不足が懸念されているが，これも脂肪酸不飽和化酵素の遺伝子多型が関係している。観察研究では因果関係が不明であるが，遺伝子多型を調べることによって，因果関係のわかる**メンデルランダム化解析**が可能となる（p.166）。こうした研究の応用も今後成果を期待されるであろう。

コラム　　　　　遺伝子多型と時間栄養学

　健康介入の観点として，現在ではさらに，人体の設計図である遺伝子に基づいた精密医学も発展しつつある。一例として，生活習慣で重要なのが時間栄養学で，早起き，朝食摂取，昼間の労働，夜食回避は人体の健常な活動を助け，時計遺伝子の適正な活動は寿命の回数券といわれるテロメア長を維持して，健康寿命を保つとしている[3]。

　日本の医師法では病歴の保存期間はわずか 5 年であり，数十年の長期にわたる追跡が必要な生活習慣病，認知症，老化などでは，因果関係が出せない観察研究にとどまっている。これに対して各種の検査値と遺伝子多型を厖大な人口において集積しているバイオバンク等がある欧米では，メンデルランダム化解析で因果関係を確立している。

■2. 生活習慣病の予防

　主な生活習慣病には，悪性新生物（がん），循環器疾患（脳血管疾患，心疾患），糖尿病などがある。これらの生活習慣病は，感染症や外傷・中毒等の外因の関与よりも，個人の生活習慣の関与が大きく，遺伝子が発症の基盤になるという特徴がある。悪性新生物は各種臓器の増殖関連の遺伝子の変異で，後天的に発生（発がん）する。一方，循環器疾患や糖尿病は，個体の全細胞に継承された多くの遺伝子の多型が発病の素因となり，その上で不適切な生活習慣によって発症する。現在発展しつつある**精密医学**は，これら遺伝子と生活習慣の詳細な分析に基づく医療である。本節では，これらの生活習慣病の一次予防，二次予防，三次予防を述べる。

2.1　がんの予防

　がんはわが国の死亡率の第1位を占め，がんによる死者は2021（令和3）年に年間38万人で年間総死亡者数の約3分の1に当たる。生涯のがん罹患リスクは男性65.5%，女性51.2%ときわめて高い[4]。がんは体細胞の増殖関連の遺伝子とがん抑制遺伝子の数種の変異によって起こる，後天的な遺伝子疾患である。その遺伝子に変異を起こす要因を**イニシエーター**と呼び，がん原物質や放射線などが挙げられる。さらに変異を受けた初期のがん細胞の増殖を促進する物質を**プロモーター**と呼び，公害物質やホルモンがその例である。そこで，がんの一次予防，二次予防，三次予防の例を以下に示す[4]。

（1）一 次 予 防

1）促進因子の除去と抑制因子の増強

　がんの一次予防は，発がん促進因子を除去し，逆に発がん抑制因子を増強することである。日本人の主要ながんの一次予防に，促進因子として避ける食品等と，抑制因子として補ったほうがよい食品等を表5-2に示した。

　また，最近では病原体による発がんが多く認められるようになった（表5-3）。胃がんには原因となるピロリ菌の除菌が勧められる。また，B型肝炎や子宮がんのヒトパピローマウイルス（p.88のコラム参照）には優れたワクチンの接種が推奨される。たばこ，アスベスト，放射線などの発がん物質への暴露も避ける。がんを起こしやすい遺伝子を発見して初期にその臓器を除去する一次予防も行われる。

2）心理社会的ストレスの軽減

　心理社会的ストレスはがんの危険因子とされており，その軽減はがんの一次予防に重要である。体内の免疫細胞はがん細胞やウイルスを除去する役割を果たしているが，過度なストレスが続くと免疫細胞の活性化が低下し，がん細胞を破壊できなくなる。夜間労働や睡眠不足も発がんを促進することが確認されている。

表 5 - 2　日本人の主要がんの一次・二次予防の方法

がんの種類	一次予防		二次予防
	避けたほうがよい因子	補ったほうが よい因子	
胃がん	塩辛い食品（干魚・塩魚など） 米飯の多食 喫煙 ヘリコバクターピロリ菌	緑黄色野菜 牛乳	胃部 X 線検査： 　40 歳以上，年に 1 回 胃内視鏡検査： 　50 歳以上，2 年に 1 回
子宮がん （子宮頸がん）	早婚 多産 複数の相手との性交渉 喫煙，ヒトパピローマウイルス	局所の清潔	細胞診： 　20 歳以上，2 年に 1 回
肺がん	喫煙 大気汚染 職場における有害ガス・粉じんの 　吸入（アスベスト，クロム，ヒ 　素など） コレステロールの多量摂取	緑黄色野菜	胸部 X 線検査（2 方向）： 　40 歳以上，年に 1 回 喀痰細胞診（3 日蓄痰）： 　50 歳以上の高危険群，年に 　1 回
乳がん	独身 高齢出産 高脂肪，高カロリー食（特に，思 　春期，成長期）		乳がんしこりの自己検査： 　30 歳以上，毎月 1 回 乳がん検診（触診など）： 　40 歳以上，2 年に 1 回
大腸がん	高脂肪食	高繊維食	大腸がん検診（便潜血検査）： 　40 歳以上，年に 1 回

出典）富永祐民．1987．より一部改変

コラム　子宮頸がんはヒトパピローマウイルス（HPV）による感染症

　子宮頸がん患者の 90％以上からヒトパピローマウイルス（HPV）が検出され，HPV
が長期にわたって感染することでがんに進展する。女性の約 8 割が一生に一度は感染す
るといわれるが，がんに進展すれば妊娠も不能となり死亡者も多い。子宮頸がんに対す
るワクチンの接種が開始されたが，副反応が問題となり，2013（平成 25）年 6 月よ
り積極的なワクチン接種の推奨は控えられていた。しかし，2021（令和 3）年 11 月，
安全性について特段の懸念は認められないとして，差し控えの状態は終了した。この際
の副作用を強調する裁判のため日本のワクチン産業は大きな打撃を受け，新型コロナワ
クチンの開発の遅れでも多くの犠牲者を生んだ。この課題対応として接種機会を逃した
対象者によるキャッチアップ接種実施と，2023（令和 5）年 4 月からは，使用され
ている予防効果の高い多価（9 価）ワクチンの定期接種が実施されている（p.34 参照）。

表 5-3　病原体による発がん

原因となるウイルス・細菌	がんの種類
ヘリコバクター・ピロリ（H. pylori）	胃がん
B 型・C 型肝炎ウイルス（HBV，HCV）	肝臓がん
ヒトパピローマウイルス（HPV）	子宮頸がん，陰茎がん，外陰部がん，腟がん，肛門がん，口腔がん，中咽頭がん
エプスタイン・バーウイルス（EBV）	上咽頭がん，バーキットリンパ腫，ホジキンリンパ腫
ヒト T 細胞白血病ウイルス I 型（HTLV-1）	成人 T 細胞白血病／リンパ腫

（2）二 次 予 防

1）早期がんの発見

　がんの発生・進行は，正常組織ががん組織に変化し，早期がん化し，さらに増殖・転移して進行がんになる。このがんの疾病史を前提としたがんの予防は，がんの発生を予防する一次予防と，がんの進展・がん死亡を予防する二次予防に大別される。がんの二次予防は，がんを早期発見することで進展・がん死亡を予防する目的をもつ。

2）定期的ながん検診：早期検出と診断

　早期がんでの発見およびがん死亡の予防という二次予防は，定期的にがん検診を受けることが重要である。日本人の主要がんに対する定期的ながん検診としての二次予防については，一次予防とともに表 5-2 にまとめた。スクリーニングテストの実施は特定のがん（乳がん，大腸がん，子宮頸がんなど）に対して行う。最近では，遺伝子検査で発がんリスクが高いと診断された場合，予防的な手術や抗がん薬の投与を行う場合がある。

（3）三 次 予 防

1）がん死亡の予防：治療とリハビリテーション

　三次予防は，手術，化学療法，放射線療法，免疫療法の 4 者の後に，二次予防と連続的に行うものとして理解する必要がある。三次予防は，二次予防の成功（早期がんでの発見・治療）の上に考えられる。がんの再発や転移の早期発見のため，定期的な追跡検査を受ける。たとえ進行がんであっても原因治療の成功により，または，患者の免疫力の向上により，がん死亡の予防が可能になる。特に最近では，がんの遺伝子を検査して，個々のがんの増殖に関わる遺伝子に特有の阻害剤を用いて，有効ながん治療が広く行われるようになった。

2）訓練や補助具の使用等による社会復帰

　訓練や補助具の使用などで，手術などで失った機能の回復を図ることで，社会復帰が可能となる。例えば，失った声帯を人工声帯で補い，大腸がん手術後に人工肛門をつくることで，社会復帰を助ける。栄養指導，リハビリテーションプログラムなども行われる。

3）再発の不安への心理的な支援

　がん患者は，たとえ早期がんや，手術後に死亡予防が可能でも，常に再発の不安をいだく。したがって，不安を取り除く心理的なサポートは重要な三次予防といえる。

　全がん協会生存率調査によれば，全部位の 5 年相対生存率は 68.9％，10 年相対生存率は 58.9％と大きく改善し，がん手術後に日常の業務を続ける人口が著しく増加した。発生部位別の 5 年生存率では，膵臓がんが 12.1％，胆のうがんが 28.7％ときわめて低く，症例数の多い乳がんは 93％，前立腺がんは 100％ときわめて高い。

2.2　循環器疾患の一次予防，二次予防，三次予防

　循環器疾患とは，心 - 血管系疾患の総称で，心疾患（狭心症，心筋梗塞の虚血性心疾患や心不全など），脳血管疾患（脳出血，脳梗塞など），高血圧症などが含まれる[5]。循環器疾患における一次予防，二次予防，三次予防の例を以下に示す。

（1）一 次 予 防

1）危険因子の改善・除去

　一次予防は危険因子を改善・除去することであり，循環器疾患の危険因子としては，宿主要因，生活習慣，環境要因の点からまとめることができる（表 5-4）。つまり，宿主要因は高血圧，肥満，運動不足など，生活習慣は喫煙，心理的ストレス，食塩過剰摂取など，環境要因は寒冷や過重労働などである。昔から宿主要因の第 1 に挙げられている家族歴の実体は，アンギオテンシノーゲン遺伝子の多型等，多数の感受性遺伝子である。そのため，遺伝子多型に対する厳重な食塩制限等も効果をあげている。

2）ストレスの自己コントロール

　積極性，短気，仕事に没頭する性格といった A 型行動型の人は，虚血性心疾患になりやすい。したがって，適切なストレス管理技術が必要となる。

（2）二 次 予 防

　循環器疾患の二次予防は，疾病の早期発見を目的として定期的に検診を受ける。検診によって高血圧や脂質異常にはそれぞれ効果的な降圧剤，抗コレステロール薬が広く用いら

表 5-4　循環器疾患の危険因子

分類	生活習慣病	宿主要因	生活習慣	環境要因
循環器疾患	脳卒中 (脳出血) (脳梗塞)	家族歴　高血圧 男性　動脈硬化　肥満	飲酒 動物性たんぱく摂取不足	冬期の寒冷　寒冷な住居 過重労働　徹夜労働
	心臓病 (虚血性心疾患)	高血圧の既往　糖尿病の既往 肥満　動脈硬化　運動不足 高コレステロール血症 低 HDL-コレステロール血症	喫煙 心理的ストレス	管理的職業　知的職業
	高血圧症	家族歴　年齢	食塩過剰摂取 心理的ストレス	寒冷　過重労働
	動脈硬化症	家族歴　年齢	多脂肪食	

出典）吉田，1983. より一部改変

れている。遺伝子対応の医療も行われ，先天性高コレステロール血症にはそれに対応する
各種の治療がある。後述のメタボリック症候群や肥満の予防，さらに循環器疾患のリスク
となる糖尿病の管理も循環器疾患の重点的な二次予防である。

（3）三 次 予 防

1）障害および悪化の防止

　脳血管疾患や心筋梗塞などは，発作後ただちに抗凝固薬や血管カテーテルで局所の血流
を回復する。急性期を過ぎれば，速やかなリハビリテーションが必要である。それによっ
て，脳血管疾患の半身麻痺や筋肉の硬直が改善され，心筋梗塞でも機能が改善する。また，
最近死亡率が増加している心不全の早期予防が不可欠である。

2）発作前の危険因子の除去

　再発作の予防には，高血圧や合併症・後遺症に対する治療が基本となるが，加えて発作
前にもっていた危険因子の除去が必要である。例えば，禁煙により再発率や死亡率は低下
する。

3）廃用症候群の防止

　廃用症候群とは，心身ともに活動しなければ機能が衰えることである。日本は世界最大
の寝たきり老人大国として知られている。人口千人あたりの要介護者は 10.5 人，その内
寝たきり患者は 3.0％と欧米の数倍である。寝たきりの原因は脳血管疾患が多いので，リ
ハビリテーションで予防が可能となる。

2.3　糖尿病の一次予防，二次予防，三次予防

　糖尿病とは，遺伝的素因と環境要因の相互関係によって，糖代謝ホルモンであるインス
リンの絶対的または相対的な不足に起因する代謝異常の疾患である。糖尿病はインスリン
依存型糖尿病（1 型糖尿病）とインスリン非依存型糖尿病（2 型糖尿病）に分類される[6]。
1 型糖尿病は小児や少年に発病することが多い。2 型糖尿病は遺伝的素因を背景に，過食，
運動不足，肥満，ストレスなどが促進要因である。糖尿病は 95％が 2 型糖尿病である。
2 型糖尿病の遺伝子素因として 18 種の遺伝子多型が知られているが，その 1 つ 1 つの多
型の発症への寄与は数％にすぎない。令和元年国民健康・栄養調査よると，2009〜2019
年の 10 年間で「糖尿病が強く疑われる者」の割合は，男女とも年齢層が高くなるほど増
加傾向にあり，老化に伴う疾患であるといえる。糖尿病の末期には網膜病変による失明，
腎病変による腎透析，末梢神経障害および下肢の動脈硬化性病変による手足の壊死という
三大合併症を伴う。

　糖尿病における一次予防，二次予防，三次予防の例を以下に示す。

（1）一 次 予 防

　一次予防は，特に 2 型糖尿病において重要である。2 型糖尿病では遺伝的素因に加えて，
過食，運動不足，その結果としての肥満，その他ストレス過多が，インスリンの作用不足

に拍車をかけて糖尿病の発症をもたらす。伝統的生活の 1960 年代までは 2 型糖尿病患者は推定 10 万人であったが，2019（令和元）年の国民健康・栄養調査では，その 100 倍の 1,000万人が罹患している。その大きな原因は，脂質の多い食の欧米化と運動量の低下である。「高脂質食と肥満はインスリン抵抗性を高め，それがインスリン分泌を行う膵 β 細胞の肥大と増殖をもたらす。さらに膵 β 細胞は機能不全となる」ことが実証された[7]。そこで，一次予防では上記の促進因子を除去することである。

（2）二 次 予 防

1）スクリーニングの実施

　糖尿病のリスク要因がある人や症状が現れた人は，早期に医療機関を受診し，血糖値検査を受ける。糖尿病のスクリーニングの診断基準（日本糖尿病学会，2013 年）によると，空腹時血糖値が 126 mg/dL 以上，随時血糖値が 200 mg/dL 以上，または，75 g 経口ブドウ糖負荷試験 2 時間後の値が 200 mg/dL 以上のいずれかと，ヘモグロビン A1c（HbA1c）6.5%以上が確認された場合，「糖尿病」とされている（同値未満でも，前者が 110 mg/dL 以上または後者が 140 mg/dL 以上を「境界域」としている）。糖尿病の前段階である境界域の患者に対して，生活習慣の改善や体重管理，運動療法などを通じて血糖値の正常化を図る。

2）ヘモグロビン A1c（HbA1c）検査

　血糖値は食事や運動の影響を受けやすい。そこで，過去 1 ～ 2 か月の血糖状態を把握できる HbA1c が用いられる。HbA1c は，赤血球に含まれるヘモグロビン（Hb）にブドウ糖が結合したものである。HbA1c 値の診断基準は日本独自の値では 6.1%以上とされてきたが，2012（平成 24）年より国際基準値による 6.5%に変更された。

（3）三 次 予 防

1）合併症の予防

　糖尿病の三次予防は糖尿病を悪化させず，かつ，合併症を予防することである。糖尿病の代謝異常が長期的に続くと，血管・神経障害などによる合併症が起こる。多くの合併症は慢性に進行し，自覚症状に乏しいため不可逆性の病態となる。特に三大合併症（失明，腎透析，手足の壊死）は最も重い不可逆性の病態である。適切な薬物療法やインスリン療法，食事療法，血糖値測定などの治療と管理を続ける。心血管疾患，腎疾患，神経障害などの合併症の予防では，血圧管理やコレステロール管理が必要である。糖尿病性網膜症の治療にはレーザー照射が行われる。

2）「病気と共生する健康」の実践

　糖尿病の慢性合併症の進行は遅いが，不可逆性の病態を形成すればその改善は望めない。そこで，治療中断を防止し生活習慣を改善する合併症予防法が重要である。糖尿病治療の最終目標は，「病気と共生する健康」の実践で，健康人と変わらない社会生活を維持することである。

3）高齢者の糖尿病の治療指針

　糖尿病患者の 3 分の 2 は 65 歳以上で，70 歳男性の 22.3％，女性の 17.0％が糖尿病となる。過去の厳格な食事制限は低血糖発作の危険を伴い，また，フレイルや認知症の発症を促進する。そのため，日本糖尿病学会では高齢者のための指針を示して安全を期している。HbA1c 6.5％を一律に目標とした過去の指導とは大幅に異なり，高齢者の日常生活活動（ADL）と認知機能に基づいて，HbA1c を減らす目標値を 7.0％から 8.5％に緩和している。

2.4　メタボリックシンドロームの一次予防，二次予防，三次予防

（1）メタボリックシンドローム（Mets：内臓脂肪症候群）

　生活習慣病の危険因子といわれてきた高血圧，糖代謝異常，脂質代謝異常，肥満は，相互に関連し，ほぼ同時に進行・悪化の経過をたどる[8]。2005（平成 17）年にメタボリックシンドローム診断基準検討委員会が，わが国のメタボリックシンドローム（Mets）の診断基準を発表した（図 5-3）。

　①肥満（ウエスト周囲径が男性で 85 cm 以上，女性で 90 cm 以上）を必須項目にし，加えて，②血清脂質異常（中性脂肪値が 150 mg/dL 以上，HDL コレステロール値が 40 mg/dL 未満のいずれかまたは両方），③血圧高値（最高血圧が 130 mmHg 以上，最低血圧が 85 mmHg 以上のいずれかまたは両方），④高血糖（空腹時血糖が 110 mg/dL 以上）の 3 項目うち，2 つ以上をもつ場合を Mets 群と定義した。また，①は基準値以上で，②〜④が 1 項目までのものを Mets 予備群という。

　メタボリックとは「代謝」，シンドロームとは「症候群」という意味である。Mets が内臓脂肪症候群といわれるのは，Mets の根源には肥満，特に内臓脂肪型肥満があることを強調するものである。

（2）一次予防

　健康的な生活習慣の維持が基本である。バランスのとれた食事，定期的な運動，適正な

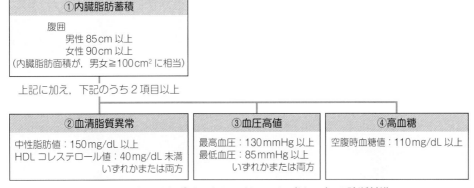

図 5-3　メタボリックシンドローム（Mets）の診断基準

体重の維持，禁煙，適量のアルコール摂取などを維持する。食事においては，糖分や脂肪の摂取を制限し，食物繊維，野菜，魚介類の摂取を増やす。身体活動を増やし，定期的な運動を行うことで体重，血糖値，血圧，脂質値を改善する。また，適切なストレス管理技術を学び，ストレスによる代謝異常のリスクを軽減する。

（3）二 次 予 防

1）危険因子の重積のスクリーニング

早期検査と診断に基づく生活改善が基本である。Mets 診断の第 1 の意義は，心血管疾患（脳血管疾患・心疾患・高血圧などの疾患）の危険因子が重積し，危険度の高い者をスクリーニングすることである。その考え方は，肥満を根底に血清脂質異常，血圧高値，高血糖の状態が継続すると，心血管疾患を発症しやすいということである。

2）水面下の氷山の"根"への対策

Mets の危険因子はそれぞれに肥満症，糖尿病，高血圧症，脂質異常症をもたらすが，それらは代謝異常の結果として，別々に進行するのではなく，1 つの氷山から水面上に出たいくつかの山のような状態で，同じ根をもつものであり，その共通項が内臓肥満といわれる。生活習慣すなわち水面下の氷山の根を改善することが重要である。

（4）特定健康診査・特定保健指導

厚生労働省では，生活習慣病の予防に健康診査を活用し，生活習慣病による将来的な医療費の増大を抑制するために，2008（平成 20）年度から特定健康診査・特定保健指導を導入した（第 6 章 p.116 参照）。

健康保険組合等の医療保険者は，40 歳以上の国民（医療保険加入者）に対して特定健康診査（特定健診）を実施し，Mets 群および Mets 予備群に特定保健指導（保健指導）を実施することが義務づけられる。特定健康診査・特定保健指導は，医療保険者が直接実施するか，保険者が医療機関等の民間事業者等と委託契約を結び実施することになる。特定健診の結果によって，対象者は，①情報提供，②動機づけ支援，③積極的支援に 3 区分され，特定保健指導は，特に「動機づけ支援」「積極的支援」が行われる（図 5-4）。

① 情報提供：健診結果の提供に合わせて，基本的な情報を提供するものである。

② 動機づけ支援：対象者は主に Mets 予備群である。その対象者は医師，保健師または管理栄養士などの面接・指導による支援がなされる。つまり，1 回の個別支援（1 人 20 分以上）またはグループ支援（1 グループ 80 分以上）がなされ，6 か月後に個別またはグループ支援，電話やメール等によって，身体状況や生活習慣の変化がみられたかが評価される。

③ 積極的支援：対象者は主に Mets 群である。初回時の面接による支援は「動機づけ支援」と同じであるが，個別またはグループ支援，電話やメール等による 3 か月以上の継続的な支援が求められ，6 か月後に身体状況や生活習慣の変化がみられたかについて評価がなされる。

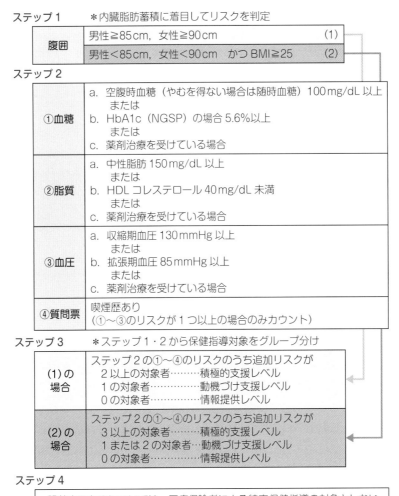

ステップ1　　＊内臓脂肪蓄積に着目してリスクを判定

| 腹囲 | 男性≧85cm，女性≧90cm | (1) |
| | 男性＜85cm，女性＜90cm　かつBMI≧25 | (2) |

ステップ2

①血糖	a. 空腹時血糖（やむを得ない場合は随時血糖）100mg/dL 以上 　　または b. HbA1c（NGSP）の場合 5.6%以上 　　または c. 薬剤治療を受けている場合
②脂質	a. 中性脂肪 150mg/dL 以上 　　または b. HDL コレステロール 40mg/dL 未満 　　または c. 薬剤治療を受けている場合
③血圧	a. 収縮期血圧 130mmHg 以上 　　または b. 拡張期血圧 85mmHg 以上 　　または c. 薬剤治療を受けている場合
④質問票	喫煙歴あり （①～③のリスクが1つ以上の場合のみカウント）

ステップ3　　＊ステップ1・2から保健指導対象をグループ分け

| (1)の
場合 | ステップ2の①～④のリスクのうち追加リスクが
　2以上の対象者………積極的支援レベル
　1の対象者…………動機づけ支援レベル
　0の対象者…………情報提供レベル |
| (2)の
場合 | ステップ2の①～④のリスクのうち追加リスクが
　3以上の対象者………積極的支援レベル
　1または2の対象者…動機づけ支援レベル
　0の対象者…………情報提供レベル |

ステップ4

・服薬中のものについては，医療保険者による特定保健指導の対象としない。
・前期高齢者（65歳以上75歳未満）については，積極的支援の対象となった場合でも動機づけ支援とする。

図 5-4　保健指導対象者の選定と階層化

　なお，積極的支援，動機づけ支援には喫煙，服薬，年齢を考慮した方法も提示されている。

（5）三次予防（継続的な治療と管理）

　メタボリックシンドロームの診断が確定した患者に対して，適切な薬物療法や食事療法，運動療法などの治療と管理を行う。血糖，血圧，コレステロール等の血清脂質の定期的な検査が重要である。特に，合併症として心血管疾患，糖尿病，脂肪肝の予防と管理を行う。血圧管理には減塩と降圧剤，脂質異常症には脂質制限と抗コレステロール剤等を継続投与する。診断基準を表 5-5 に示す。検査項目の異常の頻度が最も多いのが肝機能異常であり，肝細胞の30%以上に中性脂肪が蓄積した状態が脂肪肝である。AST 値が38IU/L 以上，

表 5-5 脂質異常症診断基準

LDL コレステロール	140 mg/dL 以上	高 LDL コレステロール血症
	120〜139 mg/dL	境界域高 LDL コレステロール血症**
HDL コレステロール	40 mg/dL 未満	低 HDL コレステロール血症
トリグリセライド	150 mg/dL 以上（空腹時採血*）	高トリグリセライド血症
	175 mg/dL 以上（随時採血*）	
non-HDL コレステロール	170 mg/dL 以上	高 non-HDL コレステロール血症
	150〜169 mg/dL	境界域高 non-HDL コレステロール血症**

*基本的に 10 時間以上の絶食を「空腹時」とする。ただし水やお茶などカロリーのない水分の摂取は可とする。空腹時であることが確認できない場合を「随時」とする。
**スクリーニングで境界域高 LDL-C 血症，境界域高 non-HDL-C 血症を示した場合は，高リスク病態がないか検討し，治療の必要性を考慮する。
・LDL-C は Friedewald 式（TC — HDL-C — TG/5）で計算する（ただし空腹時採血の場合のみ）。または直接法で求める。
・TG が 400 mg/dL 以上や随時採血の場合は non-HDL-C（＝TC — HDL-C）か LDL-C 直接法を使用する。ただしスクリーニングで non-HDL-C を用いる時は，高 TG 血症を伴わない場合は LDL-C との差が ＋30 mg/dL より小さくなる可能性を念頭においてリスクを評価する。
・TG の基準値は空腹時採血と随時採血により異なる。
・HDL-C は単独では薬物介入の対象とはならない。

ALT 値が 44 IU/L 以上が異常である。さらに進行するとアルコール性脂肪肝炎（ASH：alcoholic steatohepatitis）や非アルコール性脂肪肝炎（NASH：non-steatohepatitis）となり，肝硬変で生命の危険が生じるほかに，肝がんの発生のリスクも高まる。これらの障害を防ぐ自己管理方法を提供する。

■ 3. 感染症の予防

3.1 感染症対策と感染症法

（1）感染症対策

　感染症対策の目的は，感染症の発生や拡大を予防することで，個人や社会全体の健康を守ることである。

1）感染と発病

　病原体（細菌，真菌，寄生虫，ウイルス）が宿主に侵入・定着して増殖したとき，感染したという。感染後，宿主が障害を受けて何らかの症状を呈した場合を発病（発症）といい，感染による疾病を感染症という。宿主に病原体が侵入してから発病するまでの期間を潜伏期という。しかし，感染しても発病するとは限らない。

2）感染症の予防

　感染症の成立には，**感染源，感染経路，宿主の感受性**の 3 つの要因が必要となる。感

染症を予防するためには，少なくともいずれか 1 つを阻止すればよい。そのためにまず，感染症についての正しい知識を広め，予防方法やワクチン接種の重要性を周知するなどの啓発活動を行う。

①　**感染源対策**　　病原体を含むもの，病原体に汚染されているものを感染源という。感染症の早期発見・診断・治療を迅速に行う。病原体に暴露されないようにすればよいので，病原体の殺菌・消毒，患者の隔離，感染症流行時の学校の休校，港や空港での検疫が行われる。関係機関は，感染症の監視体制を整え，早期警戒や情報共有を行う。

②　**感染経路対策**　　感染源から病原体が宿主に侵入する経路を**感染経路**という。これには，病原体に汚染された食べ物や水を介した経口感染，空中に浮遊する病原体や咳などに含まれる病原体を吸い込んで起こる**経気道感染**（空気感染，飛沫感染），病原体の感染を媒介するノミ，ダニ，蚊などに刺されることによる**経皮感染**，動物から人に感染する（接触，咬傷，排泄物の吸入など）**動物由来感染**（人と動物に共通してみられるものを人獣共通感染症という），粘膜や皮膚の直接の接触による**接触感染**（性感染症が典型例），病原体に汚染された輸血や血液製剤による**血液感染**などがある。そのほか，人自身が感染源となる場合は非常に多く，発病者のみならず潜伏期感染者や無症候性キャリアが感染源となる。したがって，このような感染経路を遮断すればよい。手洗いやうがいなどの基本的な衛生習慣の普及や，清潔な飲料水や衛生的な食品の提供が基本である。

③　**宿主の感受性対策**　　感染に対する感受性は免疫，遺伝子，年齢，栄養状態などで決まる。最も有効な対策はワクチンの接種によって免疫を獲得することである。予防可能な感染症に対するワクチンの開発と普及を行う。そのほか，栄養バランスのよい食事，適度な運動，睡眠，休養なども感染抵抗性を高める。

（2）感 染 症 法

　感染症法は，感染症の予防・拡大防止や感染症患者の管理・隔離などを定めた法律である。1897（明治 30）年に感染症予防法が施行されてから，医学の進歩，衛生状態の改善，国際交流の活発化，新興感染症の出現，再興感染症の再出現など，感染症を取り巻く状況は大きく変化してきた。こうした変化に対応するために感染症法（感染症の予防及び感染症の患者に対する医療に関する法律）が 1999（平成 11）年に施行され，感染症の発生が確認された場合の報告義務，具体的な予防策や予防接種の義務化，感染者・患者の人権に配慮した感染症の予防・蔓延防止のための感染症対策がとられることになった。同時に，感染症予防法，性病予防法，後天性免疫不全症候群の予防に関する法律は廃止・統合された。その後，海外における重症急性呼吸器症候群（SARS）の発生，生物テロなどに悪用される恐れのある病原体の管理体制の確立，結核予防法の廃止・統合，新型インフルエンザ対策などのために法改正された。そのほか，政令・省令で新たな病原体が追加されている。

　感染症法では，病原体の感染力，罹患時の症状の重篤性，感染経路などを総合的に勘案して感染症を 1 類感染症から 5 類感染症に分類するとともに，緊急時等への対応として，**新型インフルエンザ等感染症**，**指定感染症**，**新感染症**の分類を設けている（表 5-6）。

表 5 - 6　感染症の種類（感染症法に基づく分類）

	対象となる感染症
1 類感染症	エボラ出血熱，クリミア・コンゴ出血熱，痘そう，南米出血熱，ペスト，マールブルグ病，ラッサ熱
2 類感染症	急性灰白髄炎，結核，ジフテリア，重症急性呼吸器症候群（SARS），中東呼吸器症候群（MERS），鳥インフルエンザ（H5N1），鳥インフルエンザ（H7N9）
3 類感染症	コレラ，細菌性赤痢，腸管出血性大腸菌感染症，腸チフス，パラチフス
4 類感染症	E 型肝炎，A 型肝炎，黄熱，Q 熱，狂犬病，炭疽，鳥インフルエンザ（鳥インフルエンザ（H5N1，H7N9）を除く），ボツリヌス症，マラリア，野兎症，デング熱　など
5 類感染症	インフルエンザ（鳥インフルエンザおよび新型インフルエンザ等感染症を除く），ウイルス性肝炎（E 型肝炎および A 型肝炎を除く），クリプトスポリジウム症，後天性免疫不全症候群（AIDS），性器クラミジア感染症，梅毒，麻しん，メチシリン耐性黄色ブドウ球菌感染症，RS ウイルス感染症，咽頭結膜熱，感染性胃腸炎，新型コロナウイルス感染症（病原体がベータコロナウイルス属のコロナウイルス（令和 2 年 1 月に中華人民共和国から世界保健機関に対して，人に伝染する能力を有することが新たに報告されたものに限る）であるものに限る），手足口病，百日咳，風しん　など
新型インフルエンザ等感染症	新型インフルエンザ，再興型インフルエンザ，新型コロナウイルス感染症，再興型コロナウイルス感染症
指定感染症	政令で 1 年間に限定して指定される感染症
新感染症	［当初］都道府県知事が厚生労働大臣の技術的指導・助言を得て個別に応急対応する感染症
	［要件指定後］政令で症状等の要件指定をした後に 1 類感染症と同様の扱いをする感染症

※ 2023（令和 5）年 5 月現在

　1 類，2 類等，感染力と罹患した場合の重篤性等の危険度の大きい感染症については，医療費の公費負担，入院勧告，感染者の全数把握が必要である。後述のように新型コロナウイルス感染症のように，ウイルスの弱毒化等を考慮して分類を変更することがある。

3.2　HIV・エイズ（AIDS）対策

（1）HIV・エイズとは

　エイズは acquired immunodeficiency syndrome（AIDS）の略で，**後天性免疫不全症候群**のことである。1981（昭和 56）年，アメリカにおいて男性同性愛者に認められた原因不明の進行性免疫不全を伴ったニューモシスチス肺炎として初めて報告された。その後，この疾患は **HIV**（human immunodeficiency virus），つまりヒト免疫不全ウイルスによって引き起こされることが明らかにされた。HIV は一本鎖の RNA ウイルスで，逆転写酵素を使って DNA を介して自己を複製する。免疫機能の指令塔と呼ばれる CD4 リンパ球に感染するため治療は困難である。HIV が感染しただけではエイズとはいわず，発症した病態がエイズである。

　「HIV の感染源は HIV 感染者・エイズ患者の体液（特に，精液・血液・母乳）である」[9]。

感染経路は，①性行為（異性間および同性間），②血液（輸血・血液製剤，移植，汚染注射器の反復使用など），③母子感染（胎盤，産道，母乳）であるが，多くは性行為によるものである。HIV 感染後，数年から 10 年程度の潜伏期を経てエイズへと進展し，ニューモシスチス肺炎，カポジ肉腫，結核，認知症などを合併する。

（2）HIV・エイズの現状

　世界の HIV 感染者・エイズ患者数は 2021 年末現在で 3,840 万人，新規 HIV 感染者数は年間 150 万人，エイズによる死者は年間 65 万人と推計されている。

　わが国の場合，2022（令和 4）年の新規 HIV 感染者は 625 人，エイズ患者は 245 人で，累積報告数（血液凝固因子製剤による感染例を除く）は 3 万 4,407 人である。ただし，HIV 感染者は検査を受けてはじめて判明することが多く，実際は報告数以上に多い。しかし，エイズ患者は特定の症状で医療機関を受診することから，報告数はほぼ実数に近い。新規 HIV 感染者では男性が多く，同性間性的接触が多数を占めている（国民衛生の動向）。

（3）感 染 対 策

　HIV 感染の多くは性的接触（性感染症）によるものである。潜伏期の間は感染の自覚がないので，セックスパートナーへ二次感染させてしまう。そのため，性感染症予防が対策の中心となり，性交時のコンドーム使用により感染リスクが低減する。HIV 感染リスクの高いグループに対して，予防的に抗 HIV 薬を使用することで感染リスクを減らす方法がある。HIV 感染の早期発見と診断により，治療を開始し感染者の健康状態を改善し，感染の拡大を抑える。特に感染者がエイズを発症する前の栄養状態が重要なことが解明されて応用されるようになった。現在のところ，HIV 感染症の治癒は不可能であるし，また，HIV に対するワクチンは開発されていない。早期に HIV 感染が判明した場合には，抗 HIV 薬によってエイズの発症を阻止することが可能である。先進国では，抗 HIV 薬の発達によって HIV 感染者の平均余命が非感染者のそれに近づきつつあり，今や HIV 感染症は慢性感染症の位置づけとなっている。

　なお，感染症法に基づいた「後天性免疫不全症候群に関する特定感染症予防指針」が策

コラム　　　　**新興感染症と再興感染症**

　新興感染症とは，1970 年以降に新たに認識され，局地的あるいは国際的に公衆衛生上問題となる感染症をいう。後述の新型コロナウイルス感染症（COVID-19），エボラ出血熱，HIV・エイズ，C 型肝炎などがある。

　再興感染症とは，かつて存在した感染症で公衆衛生上ほとんど問題とならないようになっていたが，近年再び増加してきた感染症をいう。結核，コレラ，マラリアなどがある。

定され，①正しい知識の普及啓発と教育，②保健所等における匿名・無料検査，③良質かつ適切な医療の提供，の3つの対策の基本的な考え方が示されている。

3.3　結 核 対 策

（1）結 核 と は

　結核は結核菌による感染症である。結核菌は主として経気道感染するが，感染しても発病するとは限らない。結核の中では肺結核が最も多い。結核は適切な抗結核薬による治療を行えば治癒するが，多剤耐性結核菌の出現によって治療困難例もみられている。HIV・エイズ，マラリアとならび，結核は世界三大感染症の1つである。

　近年，結核菌に感染しているが発病していない状態でも，感染していること自体が潜在的な疾患（潜在性結核感染症）であると考えられるようになった。そこで，発病リスクの高い者（2年以内の感染，HIV感染，珪肺（けいはい），免疫抑制剤使用，糖尿病など）への抗結核薬の投与が行われる。

（2）結核の現状

　世界中で年間に1,060万人が新規に結核を発病し，138万人が結核で死亡した（2021年，WHO推計）。発病者，死亡者とも開発途上国に偏在している。わが国では，2021（令和3）年の結核罹患率（人口10万対）は9.2，結核死亡者数は1,844人，結核死亡率（人口10万対）は1.5人で，これらは先進国の中では高い。また，新登録結核患者の6割を70歳以上の高齢者が占めている。

（3）感染対策：BCG接種

　わが国では，過去にBCGワクチンの接種が広く行われていたが，現在は乳児（接種時期：生後1歳に至るまで）に対してのみ実施されている。これは，結核の中で最も多い肺結核に対するBCGの発病予防効果は50％だが，乳幼児期の重症な結核（結核性髄膜炎，粟粒（ぞくりゅう）結核）に対する効果が高いためである。

（4）結核の発見と治療：DOTS戦略

　感染対策において，早期発見・早期治療が重要であるが，罹患率の低下により定期健康診断による発見効率も低下している。現在，新登録結核患者の8割は医療機関で発見されているため，考え方を「定期健康診断からハイリスク者への健康診断と有症状者の早期受診・早期診断に転換する必要がある」[10]。

　結核の治療には数か月を要するため，途中で服薬を中止すると完治できず，新たな薬剤耐性菌が出現する可能性がある。そのため，WHOは**DOTS戦略**（direct observed treatment, short-course；直接監視下短期化学療法）を推進しており，開発途上国では治療成績が向上している。日本では，結核罹患率の高い地域で地域DOTSや院内DOTSが行われており，「結核に関する特定感染症予防指針」が感染症法に基づいて策定・運用されている。

3.4　新型コロナウイルス感染症（COVID-19）

　新型コロナウイルスに感染すると，COVID-19 と呼ばれる疾患を引き起こす可能性がある。

　新型コロナウイルスは，2019 年中国武漢市で発生が報告された RNA プラス一本鎖の直径約 100 nm のウイルスで，風邪のコロナウイルスの同属である。人類にとって初めて接する病原ウイルスであり，国際的な交流の盛んな現代において，短期間にパンデミックとなった。2023 年 7 月までに 6 億 9,000 万人が感染し，690 万人が死亡した。日本は，2022（令和 4）年までに感染の第 8 波まで 3,400 万人が感染し，7 万 5,000 人が死亡し，人口百万人あたり 595 人の死亡率である。オミクロン株などワクチン回避性，強感染性のウイルスの変異種が次々に現れ，世界で波状に感染者が増加した。しかし XBB 株などの病原性の低下とワクチンの普及で，感染症 2 類相当から 5 類に格下げされ社会活動は正常化した。しかし，今後も感染そのものは続くと予想される。

（1）COVID-19 の症状

　症状には発熱，咳，呼吸困難，筋肉痛，倦怠感，喉頭痛，嗅覚味覚喪失が挙げられる。肺炎を起こすウイルスであるが，口腔内で増殖するため，食事，会話等での感染が強い。感染しても無症状の場合がある。肺炎や呼吸困難を伴う重症化は高齢者や基礎疾患をもつ人に集中している。重症化は血液の酸素飽和度で判定する。

（2）一次予防と mRNA ワクチン

　COVID-19 ワクチンの接種は，感染を予防するための重要な一次予防策である。わが国では mRNA ワクチン（ウイルスの外側の S タンパク質の遺伝情報をもった RNA を脂質小胞に封入）が用いられる。感染拡大を防ぐために，3 密（密閉，密集，密接）の回避が重要である。すなわち，換気の悪い密閉空間，多数が集まる密集場所，間近の会話の密接を避ける。その上に手洗い，マスク着用などの予防策を実践する。特に体温の高い感染者を，病院，学校，駅など建物の入口にサーマルカメラを設置して検出する。

　特に重症化は基礎疾患保有者と高齢者に集中しており，健常者の死亡率は各国ともわずか 5 ％程度である。したがって，糖尿病，腎疾患，肝疾患など「多くの基礎疾患の原因となる高度肥満が COVID-19 に対する免疫力を下げ死者を増すことが，メンデルランダム解析という因果関係調査法で解明され，栄養の重要性が指摘された」[11]。

（3）二次予防とブレークスルー感染

　早期検査と診断はウイルス RNA の **PCR 検査**（ポリメラーゼ連鎖反応）が正確であるが，簡易なウイルスたんぱく質の抗原検査でも感染は大体判定できる。感染後には抗体検査で抵抗力も判定できる。COVID-19 の症状が現れた場合に受け，感染拡大を抑える。感染者とその接触者を追跡し，潜在的な感染の拡大を防ぐために，隔離や自己監視などの対策

を実施する。特に，このウイルスに対するワクチンの効果は半年でほぼ半減するので，**ブレークスルー感染**と呼ばれる接種者や感染回復者も再感染をする。そのために，ワクチンはすでに健常者で4回，高齢者では7回の接種が行われ，変異種に対応していたワクチンを用いてある程度の成果をあげている。

（4）三次予防

COVID-19に罹患した患者に対して，適切な医療ケアと治療を提供する。これには，入院治療，酸素療法，抗ウイルス薬の使用，重症患者には集中治療室（ICU）での治療などが含まれる。ことに肺炎で酸素交換能が低下したときには，**エクモ**と呼ばれる体外での血液酸素化の人工肺が使用される。重症化した場合や回復後に合併症が生じた場合には，それらの合併症の管理と治療が行われる。特に治癒後の後遺症は**Long COVID**と呼ばれ，慢性疲労をはじめ多くの症状を伴う。そのため，日常生活が困難となり学生生活や就労にも影響する。その対応策として，行政保健での相談窓口や**セルフリハビリテーションプログラム**の紹介など，支援やリハビリテーションが行われている。

■4. 精神疾患の予防

4.1　ライフステージと精神疾患

人間の心身の発達，成熟，老化の過程において，遺伝的要因や環境要因などの様々な要因によって精神の不調をきたすことがある。乳幼児期は著しい心身の発育・発達の時期であるとともに，特定の養育者との継続的な関わりを通して人への信頼感を育む重要な時期である。この時期に不適切な養育環境で育てられると愛着形成が阻害され，その後の性格や対人関係に影響を及ぼすことがある。学童期は集団生活の中で人間関係が拡大する時期であり，**限局性学習症**（学習障害）を含む発達障害が発見されやすい時期である。第二次性徴が始まる思春期から成人期は，統合失調症，神経症，気分障害（うつ病など）などの発症が多い時期であるとともに，人間関係や社会生活でのストレスが摂食障害や薬物依存など種々の疾患に結びつくことがある。高齢期は，身体的な老化に加え社会的な喪失体験が重なることがあり，老年期うつ病やアルツハイマー病などの認知症が多くみられる時期である。各ライフステージの特徴を知り，専門的な相談機関の支援や精神科医療を受けることにより，発症予防や重症化予防につながることがある。

4.2　自殺予防

2022（令和4）年の自殺による死亡数は2万1,238人であり（第7章 p.157の図7-7参照），令和4年人口動態統計によると，自殺が10歳代から30歳代の死因の第1位を占めている。自殺に至る危険因子として，手段へのアクセスが容易・不適切な報道など社会の要因，災害・差別など地域の要因，不和や喪失など人間関係の要因，過去の自殺企図・親族の自殺・

失業など個人の要因がある[12] とされているため，このような危険因子を知り予防に役立てることが重要である。健康な者へ幅広く行う一次予防としては，精神保健に関する一般教育や様々な相談窓口の啓発（図 5-5），職場でのストレス管理（第 3 章 p.56 参照），駅のプラットホームやビルの転落防止柵の設置等の環境整備などが考えられる。自殺対策の二次予防とは，自殺の危険性を有する個人の同定と対応のことで，学校や職場でのメンタルヘルス不調者や産後うつのスクリーニングでハイリスクとなった産婦などを，支援や精神科医療につなげることなどが考えられる。さらに，三次予防として，自殺が生じてしまった後，遺された個人や集団に対するケアによって自殺の連鎖を食い止めることが重要とされている[13]。

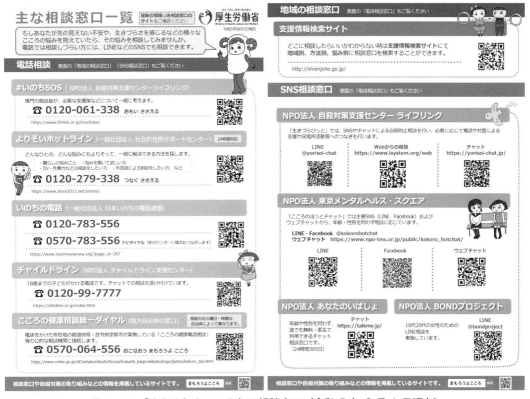

図 5-5　「まもろうよこころ」の相談窓口（令和 5 年 8 月 1 日現在）

引用文献

1） Castro R, *et al.*：What are we measuring when we evaluate digital interventions for improving lifestyle? A scoping meta-review. *Front Public Health.* **9**, 735624, 2021.

2） 日本高血圧学会：高血圧診療ガイド 2020，文光堂，2023.

3） Kagawa Y：From clock genes to telomeres in the regulation of the healthspan. *Nutr Rev.* **70**（8）：459-471, 2012.

4） 日本がん治療学会：がん診療ガイドライン，2023.

5） 日本循環器学会：循環器病ガイドラインシリーズ，全50巻，2023.

6） 日本糖尿病学会：糖尿病治療ガイド 2022-2023，文光堂，2023.

7） Sone H, Kagawa, Y：Pancreatic beta-cell senescence contributes to the pathogenesis of Type 2 diabetes in high-fat diet-induced diabetic mice. *Diabetologia.* **48**（1）, 58-67, 2005.

8） 日本肥満学会：肥満症診療ガイドライン 2022，2022.

9） 日本エイズ学会：抗 HIV 治療ガイドライン 2023，2023.

10） 森亨監修：感染症法における結核対策　平成 25 年改訂版―保健所・医療機関等における対策実施の手引き，結核予防会，p.30，2013.

11） Kagawa Y：Influence of Nutritional Intakes in Japan and the United States on COVID-19 Infection. *Nutrients.* **14**（3）, 633, 2022.

12） World Health Organization（翻訳：独立行政法人国立精神・神経医療研究センター精神保健研究所自殺予防総合対策センター）：自殺を予防する　世界の優先課題，2014.

13） 河西千秋「自殺予防の戦略と精神医学の役割」，臨精医，**50**（6），505-513, 2021.

第6章 健康づくりの施策

■1. 国民健康づくり対策

1.1 国民健康づくり対策の沿革

　第2次世界大戦直後の荒廃した日本では，食料難や厳しい環境により結核や肺炎などの感染症による死亡が上位を占めており，その対策として1948（昭和23）年の**予防接種法**や1951（昭和26）年の**結核予防法**施行による感染症対策のほか，1952（昭和27）年の**栄養改善法**の施行に伴う国民栄養調査の実施等栄養改善に重点が置かれた。

　その後1950年代になると結核に代わって脳血管疾患が死因の第1位を占めるようになり，1958（昭和33）年には，現在の上位死因である脳血管疾患，悪性新生物，心疾患が死因の上位を占めるようになった。必然的に保健医療施策は結核（感染症）対策から成人が罹る慢性疾患，いわゆる生活習慣病対策へと変化していった。

　このように疾病構造が変化する中，1964（昭和39）年の東京オリンピック開催を契機に疾病予防や治療対策にとどまらず，積極的な健康づくりを図るための施策が講じられるようになり，10年を期間として，1978（昭和53）年には第1次国民健康づくり対策，1988（昭和63）年から第2次国民健康づくり対策が，2000（平成12）年からは第3次国民健康づくり運動として健康日本21が始まった。

1.2 第1次国民健康づくり対策

　第1次国民健康づくり運動が開始された1978（昭和53）年当時は，1975（昭和50）年に実施された国民栄養調査で栄養摂取状況が戦後直後に比べ著しい改善がみられたものの，栄養の偏りや運動不足からの肥満が生じている状況があり，今後の生活習慣病増加が懸念された。そこで当時の厚生省は，**栄養・運動・休養**を健康づくりの3要素とし，市町村が地域住民に密着した健康づくりを推進する対策として，**第1次国民健康づくり対策**を打ち出した。この対策は，生涯を通じた健康づくりの推進，健康づくりの基盤整備，健康づくりの普及啓発を3本柱とし，健診体制の充実や栄養バランスのとれた食生活の確立を中心とした対策であった。

　生涯を通じた健康づくりの推進では　妊産婦・乳幼児等を対象とした健康診査に加え，

1982（昭和 57）年には老人保健法制定により，40 歳以上の住民を対象とした健康診査や健康教育，健康相談，家庭訪問指導などの保健事業の実施が市町村に義務づけられ，生涯を通じた予防・健診体制の整備が図られた。

健康づくりの基盤整備では，市町村に保健事業など健康づくり活動実践者として保健師や栄養士が配置され，活動拠点となる保健センター等の整備が図られた。

1.3　第 2 次国民健康づくり対策（アクティブ 80 ヘルスプラン）

第 2 次国民健康づくり対策は，運動面からの疾病の発生予防・健康増進の一次予防に重点を置いた**アクティブ 80 ヘルスプラン**が実施された。この対策は，80 歳になっても自分で身のまわりのことができ，社会活動に参加できるようにすることを目的とし，高齢化社会への対応を図るものであった。

地域に健康増進施設の設置，**健康運動指導士**や運動推進員育成のほか，健康づくりのための運動指針が策定され，運動習慣の普及に重点を置いた健康増進事業が展開された。そのほかにも対象特性別の健康づくりのための食生活指針，健康づくりのための休養指針が策定された。

1.4　健康日本 21

第 2 次国民健康づくり対策の時期に女性の平均寿命が 80 歳を超えて以降，わが国は，世界でも有数の長寿国となったが，高齢化の加速による認知症・寝たきり等による要介護者の増加，がん・心臓病などの生活習慣病による壮年期死亡の増加が深刻な社会問題となっていた。そこで，生活習慣病の発病を予防する一次予防に重点を置き，目標到達を掲げた対策を強力に推進し，国民が主体的に取り組む新たな健康づくり対策として，2000（平成 12）年に壮年期死亡の減少と**健康寿命の延伸**の実現を目的とした**健康日本 21** を開始した（表 6 - 1）。

健康日本 21 では，健康づくりの 3 要素である「栄養」「運動」「休養」に「たばこ」「アルコール」「歯の健康」を加え，さらに有病率が高く主要死因となる生活習慣病である「糖尿病」「循環器病」「がん」を加えた 9 分野について，70 項目の策定時の現状値と 10 年後の到達目標を数値で示した。また，国が設定した目標値だけでなく，都道府県や市町村に対しても，それぞれが現状の分析から把握した地域の特性を踏まえた具体的な目標値を設定し，関係機関や住民と協働で推進する**健康増進計画**の作成を求めた。

国民を対象とした**ポピュレーションアプローチ**として，栄養・食生活分野では，野菜の 1 日当たり平均摂取量を 350 g 以上にすることや 2005（平成 17）年度版日本人の食事摂取基準を策定，また，同年には厚生労働省と農林水産省の連携の下，1 日に何をどれだけ食べたらよいかを示す食事バランスガイドを作成し，産業界とも連携しつつ普及啓発活動に取り組んだ（第 3 章 p.55 参照）。

運動分野では，生活習慣病を予防するための身体活動量・運動量・体力の基準値と運動方法を，わかりやすく広く国民に向けて発信するものとして，健康づくりのための運動指

表 6-1　第 3・4 次国民健康づくり対策の概要

第 3 次国民健康づくり対策	第 4 次国民健康づくり対策
2000〜2012（平成 12〜24）年 21 世紀における国民健康づくり運動：健康日本 21	2013〜2023（平成 25〜令和 5）年 21 世紀における第二次国民健康づくり運動 健康日本 21（第二次）
基本的考え方	
1. 生涯を通じる健康づくりの推進 　　一次予防の重視と健康寿命の延伸 2. 国民の保健医療水準の指標となる具体的目標の設定及び評価に基づく健康増進事業の推進 3. 個人の健康づくりを支援する社会環境づくり	1. 健康寿命の延伸・健康格差の縮小 2. 生涯を通じる健康づくりの推進 3. 生活習慣病の改善とともに社会環境の改善 4. 国民の保健医療水準の指標となる具体的な数値目標の設定及び評価に基づく健康増進事業の推進
施策の概要	
①健康づくりの国民運動化 　・効果的なプログラムやツールの普及啓発，定期的な見直し 　・メタボリックシンドロームに着目した運動習慣の定着，食生活改善等に向けた普及啓発徹底 ②効果的な健診・保健指導の実施 　特定健康診査・特定保健指導の着実な実施 ③産業分野との連携 　・スマートライフプロジェクト（運動・食生活・禁煙・健診や検診受診への取り組み） ④人材育成（医療関係者の資質向上） ⑤エビデンスに基づいた施策の展開 　・アウトカム評価を可能とするデータの把握手法の見直し	①健康寿命の延伸と健康格差の縮小 ②生活習慣病の発症予防と重症化予防の徹底：非感染性疾患の予防 　・がん，循環器疾患，糖尿病，COPD の一次予防と重症化予防 ③社会生活を営むために必要な機能の維持及び向上 　・こころの健康，次世代の健康，高齢者の健康を推進 ④健康を支え，守るための社会環境の整備 ⑤栄養・食生活，身体活動・運動，休養，飲酒，喫煙，歯・口腔の健康に関する生活習慣の改善及び社会環境の改善
指針等	
・食生活指針（平成 12 年） ・健康づくりのための睡眠指針（平成 15 年） ・健康診査の実施等に関する指針（平成 16 年） ・日本人の食事摂取基準（2005 年版） ・食事バランスガイド（平成 17 年） ・禁煙支援マニュアル（平成 18 年） ・健康づくりのための運動基準 2006（平成 18 年） ・健康づくりのための運動指針 2006（平成 18 年） ・日本人の食事摂取基準（2010 年版）	・健康づくりのための身体活動基準 2013（平成 25 年） ・アクティブガイド―健康づくりのための身体活動指針（平成 25 年） ・健康づくりのための睡眠指針 2014（平成 26 年） ・日本人の食事摂取基準（2020 年版）（令和 2 年） ・禁煙支援マニュアル（第二版）（増補改訂）（平成 30 年）

出典）厚生労働省統計協会：国民衛生の動向 2023/2024，2023，pp.86-95.

針 2006（エクササイズガイド 2006）が策定された（第 4 章 p.69 参照）。

1.5　（新）健康フロンティア戦略

　健康日本 21 における取り組みをさらに戦略的に推進し，国民の健康寿命を延ばすことを基本目標に「生活習慣病予防対策の推進」と「介護予防の推進」を柱とする 2005（平成 17）年から 2014（平成 26）年までの 10 か年戦略として**健康フロンティア戦略**が政府主導

で 2004（平成 16）年に策定された。それぞれの柱に対しての具体的目標を設定し，対象として「働き盛り層」「女性層」「高齢者層」の各層に対し重要性の高い施策を重点的に展開することとされた。その後 2007（平成 19）年には，先述の健康フロンティア戦略をさらに発展させた**新健康フロンティア戦略**が策定され，国民自らが健康づくりに取り組むべき分野として，①子どもの健康，②女性の健康，③メタボリックシンドローム克服，④がん克服，⑤こころの健康，⑥介護予防，⑦歯の健康，⑧食育，⑨運動・スポーツ，の 9 つの分野が設定された。

　この戦略は，厚生労働省だけでなく，文部科学省や農林水産省など関係省庁が一体となって健康国家の創造に向けて行うべき施策として，新健康フロンティアアクションプランが策定された。この③メタボリックシンドローム克服に位置づけられた「糖尿病その他の政令で定める生活習慣病に関する健康診査である**特定健康診査・特定保健指導**」は，2006（平成 18）年に制定された**高齢者の医療の確保に関する法律**を法的根拠として，2008（平成 20）年から保険者を実施者として実施することとなった。保険者を実施者とすることによって，従来の老人保健法による地域住民対象の健康診査が，産業保健分野にも同じ項目で実施されることになり，ほぼ対象年齢全数の健康リスク保有者の把握ができるようになった。また，特定保健指導のポイント制導入によりリスク者への継続的な支援が効果的に実施されるようになり，生活習慣病の早期予防につながることとなった。

1.6　健康日本 21（第二次）

　健康日本 21 の実施期間が終了した 2011（平成 23）年，厚生労働省は健康日本 21 最終評価を行い，9 つの分野の 59 項目について，目標値に達した項目はメタボリックシンドロームを認知した国民の増加など 10 項目，目標値に達していないが改善傾向にあるのが 25 項目，変わらない項目が 14 項目，悪化しているのが日常生活における歩数の増加や糖尿病合併症の減少など 9 項目，評価困難が 1 項目であると公表した。

　この現状と課題を踏まえ，第 4 次健康づくり対策として，2012（平成 24）年から 2022（令和 4）年までを期とする**健康日本 21（第二次）**が策定された（表 6-1）。

　①**健康寿命の延伸**と**健康格差の縮小**，②生活習慣病の発症予防と重症化予防の徹底，③社会生活を営むために必要な機能の維持及び向上，④健康を支え，守るための社会環境の整備，⑤栄養・食生活，身体活動・運動，休養，飲酒，喫煙，歯・口腔の健康に関する生活習慣の改善及び社会環境の改善，の 5 分野で 53 項目が目標設定された。

　2018（平成 30）年の中間評価を経て，2021（令和 3）年より最終評価が行われているが，健康増進法の医療費適正化計画第 4 期開始年となる 2024（令和 6）年を次期計画開始とするために，健康日本 21（第二次）の期間は 2023（令和 5）年まで延長された。概要と最終評価の状況は表 6-2 を参照されたい。

1.7　健康日本 21（第三次）

　第 5 次健康づくり対策である**健康日本 21（第三次）**は，2024（令和 6）年から 2035（令

表 6-2　健康日本 21（第二次）施策別最終目標達成状況

基盤施策	目標	策定時指数 2010 年	中間評価 2016 年	最終評価値 2019 年	分類評価	総合評価
①健康寿命の延伸と健康格差の縮小	日常生活に制限のない期間の平均の延伸（健康寿命の延伸）	男性 70.42	72.14	72.68	A	A
		女性 73.62	74.79	75.38	A	
	都道府県格差（最も長い地域と短い地域の差）	男性 2.79	2.00	2.33	A	C
		女性 2.95	2.70	3.90	D	
②生活習慣病の発症予防と重症化予防の徹底：非感染性疾患の予防	1）75 歳未満のがんの年齢調整死亡率の減少（10 万人当たり）	84.3	76.1	70.0	A	A
	2）高血圧の改善（収縮期血圧の平均値の低下）	男性 138 mmHg	136 mmHg	137 mmHg	B	B
		女性 133 mmHg	130 mmHg	131 mmHg	B	
	3）メタボリックシンドロームの該当者及び予備群の減少	2008 年	2015 年	2019 年	D	D
		約 1,400 万人	約 1,412 万人	約 1,516 万人		
	4）糖尿病合併症（糖尿病腎症による年間新規透析導入患者数）の減少　＊目標 15,000 人	16,247 人	16,103 人	16,019 人	C	C
	5）COPD 認知度の向上　＊目標値 80%	2011 年 25%	2015 年 26%	2019 年 28%	C	C
③社会生活を営むために必要な機能の維持及び向上	1）自殺者の減少（人口 10 万人当たり）　＊目標値 13.0 以下	23.4	16.8	15.7	B	B
	2）全出生数中の低出生体重児の割合の減少	9.60%	9.40%	9.40%	C	D
	3）小学 5 年生の肥満傾向児の割合	8.59%	8.89%	9.57%	D	
④健康を支え，守るための社会環境の整備	1）健康づくりを目的とした活動に主体的に関わっている国民の割合の増加　＊目標値 35%	2012 年 27.7%	2016 年 27.8%	―	E	E
	2）健康づくり活動に取り組み，自発的に情報発信を行う企業等登録数の増加　＊目標 7,000 スマート・ライフ・プロジェクトの参画企業等数	367	3,673	5,476	A	B
⑤栄養・食生活，身体活動・運動，休養，飲酒，喫煙，歯・口腔の健康に関する生活習慣の改善及び社会環境の改善	1）塩分摂取量　＊目標 8 g	10.6 g	9.9 g	10.1 g	B	C
	2）野菜摂取量の平均値　＊目標 350 g	282 g	277 g	281 g	C	
	3）運動習慣者の割合の増加 20〜64 歳　＊目標値男性 30%・女性 33%	男性 26.3%	23.9%	23.5%	C	C
		女性 22.9%	19.0%	16.9%	C	
	65 歳以上　＊目標値男性 58%・女性 48%	男性 47.6%	46.5%	41.9%	C	
		女性 37.6%	38.0%	33.9%	C	
	4）生活習慣病のリスクを高める量を飲酒している者の割合　＊1 日当たりの純アルコール摂取量が男性 40g 以上　＊目標 13%，女性 20g 以上　＊目標 6.4%	男性 15.3%	14.6%	14.9%	C	D
		女性 7.5%	9.1%	9.1%	D	
	5）喫煙率（喫煙をやめたい者がやめる）　＊目標 12%	19.5%	18.3%	16.7%	B	B
	6）80 歳で 20 歯以上の自分の歯を有する者の割合の増加　＊目標 60%	25.0%	51.2%	―	E	E

A：目標に達した　B：目標値に達していないが改善傾向にある　C：変わらない　D：悪化している　E：評価困難
出典）厚生労働省：健康日本 21 専門推進委員会会議資料，2022.
　　　https://www.mhlw.go.jp/content/10904750/000951718.pdf

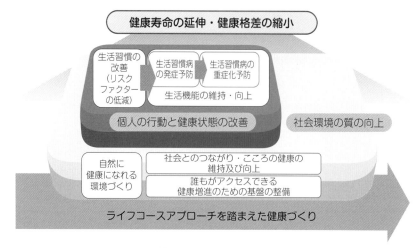

図 6-1　健康日本 21（第三次）の概念図

出典）厚生労働省：健康日本 21（第三次）推進のための説明資料，2023.
　　　https://www.mhlw.go.jp/content/001102731.pdf

和 17）年とし，現在の方向性では，①健康寿命の延伸・健康格差の縮小，②個人の行動と
健康状態の改善，③社会環境の質の向上，④ライフコースアプローチを踏まえた健康づく
り，の 4 つとなっている（図 6-1）ほか，生活習慣病につながりやすい栄養・食生活の
目標は，個人の行動と健康状態の改善を促す項目として，①適正体重を維持している者の
増加（肥満，若年女性のやせ，低栄養傾向の高齢者の減少），②児童・生徒における肥満傾向
児の減少，③バランスのよい食事をとっている者の増加，④野菜摂取量の増加，⑤果物摂
取量の改善，⑥食塩摂取量の減少，となっている。

　また，身体活動・運動の不足は，生活習慣病罹患リスクとなることから，さらなる健康
づくりを目標として，①日常生活における歩数の増加，②運動習慣者の増加，③運動やス
ポーツを習慣的に行っていないこどもの減少，を掲げている。

■2. 健康づくりおよびヘルスケアの法的対応

2.1　地域保健法

　1937（昭和 12）年に制定された**保健所法**は，第 2 次世界大戦後の 1947（昭和 22）年に全
面改正され，保健所を公衆衛生の第一線機関に位置づけ，感染症や母子保健などの対策を
進めてきた。その後，少子高齢化，生活習慣病を中心とする疾病構造の変化に加え，地域
住民のニーズの多様化などにより，地域の特性や住民の視点を重視した対応が求められる
ようになった。このため，1994（平成 6）年，保健所法を全面改正した**地域保健法**により
都道府県と市町村の役割を見直し，住民に身近で利用頻度の高い保健サービスについては，
市町村を実施主体にすることとなった。

　同法に基づく地域保健対策の推進に関する基本的な指針により地域保健活動が行われており，これまで，1995（平成7）年の阪神・淡路大震災や2000（平成12）年の介護保険制度開始，2011（平成23）年の東日本大震災など，社会状況の変化や災害時の健康管理に対応するために改正されてきた。2022（令和4）年には，新型コロナウイルス感染症の感染拡大地域における保健所の機能強化の重要性が認識され，①広域的な感染症まん延に備えた体制構築，②地域における健康危機管理の拠点としての機能強化，③専門技術職員の確保や研修，などを強化することとなった[1]。

2.2　健康増進法

　健康増進法は，健康日本21が2000（平成12）年に策定されたことを受け，健康日本21の推進を図る法的基盤として，2002（平成14）年に制定され，翌2003（平成15）年施行となった。健康増進法では，国民の健康の保持・増進の推進策である基本方針を定め，都道府県は，その基本方針を勘案して管轄地域の実態を踏まえた**都道府県健康増進計画**を策定する義務を有し，市町村は国の基本方針と都道府県増進計画を勘案して**市町村健康増進計画策**定の努力をすることとなっている。健康増進法では以下の内容が定められている。

（1）国民健康・栄養調査の実施（第10条）

　国民健康・栄養調査は，厚生労働大臣を実施者として，基礎資料としての国民の身体の状況，栄養摂取量および生活習慣の状況を明らかにすることを目的として，毎年実施されており，健康日本21の評価にも用いられている。また，健康増進法制定に伴い，1952（昭和27）年に公布された栄養改善法は廃止された。

（2）食事摂取基準（第16条の2）

　厚生労働大臣は，上記の国民健康・栄養調査その他の調査や研究成果の分析結果を踏まえ，日本人の食事による栄養摂取量の基準（**食事摂取基準**）を定めることとなっている。食事摂取基準の最新版は2020（令和2）年度策定のもので，高齢化の進展や糖尿病等有病者数が増加している現状から，主要な生活習慣病の発症予防と重症化予防の徹底，社会生活を営むために必要な機能の維持および向上を図ること等が基本的方向として掲げられ，高齢者の低栄養予防や**フレイル予防**が考慮されたものとなっている（第3章 p.52参照）。

（3）市町村による生活習慣相談等の実施（第17条）

　市町村は，住民の健康の保持・増進を図るため，栄養の改善その他の生活習慣の改善に関する相談対応としての保健指導を，保健師，助産師，管理栄養士，栄養士，歯科衛生士等の職員で行うこととされている。

（4）市町村による健康増進事業の実施（第19条の2）

　2006（平成18）年に制定された**高齢者の医療の確保に関する法律**に基づき，保険者が40

表 6 - 3　市町村実施がん検診概要

種　類	検査項目	対 象 者	受診間隔
胃がん検診	問診に加え，胃部 X 線検査または胃内視鏡検査のいずれか	50 歳以上 ※胃部 X 線検査については 40 歳以上に対し実施可	2 年に 1 回 ※胃部 X 線検査については年 1 回実施可
子宮頸がん検診	問診，視診，子宮頸部の細胞診および内診	20 歳以上	2 年に 1 回
肺がん検診	問診，胸部 X 線検査および喀痰細胞診	40 歳以上	年 1 回
乳がん検診	問診および乳房 X 線検査（マンモグラフィ） ※視診，触診は推奨しない	40 歳以上	2 年に 1 回
大腸がん検診	問診および便潜血検査	40 歳以上	年 1 回

出典）厚生労働省：がん予防重点健康教育及びがん検診実施のための指針.
　　　https://www.mhlw.go.jp/bunya/shakaihosho/iryouseido01/pdf/hoken83b.pdf

〜74 歳までの被保険者・被扶養者に対して，**特定健康診査・特定保健指導**を実施することとなったことを受け，それまで老人保健法により実施されていた 40 歳以上の地域住民を対象とした市町村の保健事業は，健康増進法によって実施されることとなった。その保健事業には，①がん検診，②歯周疾患検診，③骨粗鬆症検診，④肝炎ウイルス検診，⑤生活保護受給者のうち社会保険未加入者に対する健康診査，⑥ 40 歳以上の住民に対する健康手帳の交付，健康教育，健康相談，機能訓練および訪問指導，となっている。

　①がん検診の検診の種類，実施方法，該当年齢については，**がん予防重点健康教育及びがん検診実施のための指針**に基づき実施され，市町村は住民に対するがん予防重点健康教育を実施することとされている（表 6 - 3）。

（5）特定給食施設に関する事項（第 20〜24 条）

　健康増進法施行に伴い，それまでの集団給食施設は特定給食施設へと名称変更が行われた。**特定給食施設**とは，特定かつ多数の者に対して継続的に 1 回 100 食以上または 1 日 250 食以上の食事を提供する施設をいい，学校，老人および児童福祉施設等，病院や老人保健施設等で上記の該当数の食事を提供する際には，都道府県知事への届け出が必要となる。特定給食施設における**管理栄養士配置義務**があるのは，特別な栄養管理が必要な施設として都道府県知事が指定する施設であり，該当施設には都道府県知事から**管理栄養士必置指定通知書**が交付される。

（6）受動喫煙防止に関する事項（第 25〜42 条）

　国および地方公共団体は，望まない受動喫煙が生じないよう，受動喫煙に関する知識の普及，受動喫煙の防止に関する意識の啓発，受動喫煙の防止に必要な環境の整備その他の受動喫煙を防止するための措置を，総合的かつ効果的に推進するよう努めなければならな

いとされている。東京が2020年度オリンピック開催地となったことで，オリンピック開催地の条件としてIOC（オリンピック委員会）が受動喫煙防止対策を徹底（アルコールを提供する飲食店内での完全禁煙）することを求めていたことから，開催年に間に合うように2018（平成30）年に健康増進法を改正，2020（令和2）年4月1日より全面施行となった。改正点として，敷地内禁煙および屋内完全禁煙が必須である**第一種施設**（学校・医療機関・公共施設等），たばこの煙が漏れない喫煙専用室を設けることが可能な事業所や飲食店等である**第二種施設**，喫煙をする場所を提供することを主たる目的とするバー等の飲酒店，公共の喫煙場所である**喫煙目的施設**を規定し，喫煙専用室および喫煙可能な場所では喫煙が禁止されている20歳未満の者は立ち入り禁止としているほか，違反した場合には，過料（罰金）が課せられることとなった。また，日本で急速に普及した加熱式たばこは，たばことして扱われている（図6-2）。

2.3　食育基本法

　近年，栄養の偏り，不規則な食事，肥満や生活習慣病の増加など健康課題に加え，食の安全や海外依存の問題が生じており，国民自ら食のあり方を学ぶ必要性から，2005（平成17）年に**食育基本法**が制定され，食育を総合的に推進することとされた。国は，農林水産

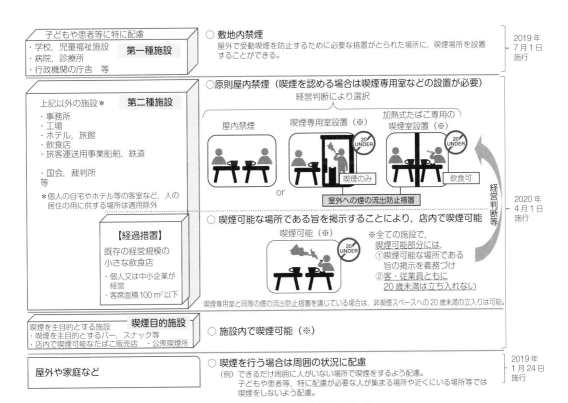

図6-2　改正健康増進法の体系

出典）厚生労働省：改正健康増進法体系
https://www.mhlw.go.jp/stf/seisakunitsuite/bunya/0000189195.html

大臣を会長とする**食育推進会議**を農林水産省に設置し，**食育推進基本計画**を策定することとし，その基本計画を受けて，都道府県は，「都道府県食育推進計画」策定が義務づけられ，市町村は「市町村食育推進計画」策定の努力義務を有するとされている。これらの計画は健康増進計画との整合性を踏まえて健康増進計画の中に含まれていることが多い。

また，児童・生徒に対する食育の場は学校となるが，その人材として 2005 年に**栄養教諭**制度が開始された。栄養教諭とは，教育機関における必要な課程を修了し，栄養教諭普通免許状（専修，一種，二種）を取得した教員であるが，学校に配置義務はなく，都道府県配置となっており，2008（平成 20）年には全都道府県に配置され，文部科学省**学校基本調査**によると，2022（令和 4）年では 6,843 名が配置されている。

栄養教諭の活動については，第 7 章「6.3 学校の健康管理」（p.144）を参照されたい。

2.4　母子保健の関係法・計画

（1）児童福祉法，母子保健法

第 2 次世界大戦後，孤児や浮浪児など困窮する児童の保護と救済，健全な育成を図るために，社会福祉法制度に先駆けて，1947（昭和 22）年に**児童福祉法**が制定された。同法において，妊娠の届出や健康診査，児童の養育に必要な給付，支援事業や福祉施設などについて規定し，戦後の母子保健，福祉対策の基盤となった。

1965（昭和 40）年には，乳児死亡や周産期死亡，妊産婦死亡など母子の健康課題のさらなる改善，健康の保持・増進を図るため**母子保健法**が制定された。同法に母子保健に関する規定（図 6-3）がまとめられ，思春期から妊娠，出産，新生児期，乳幼児期を通じて一貫した総合的母子保健対策が推進されることとなった。また，小児期に特有の疾患に罹患した場合には，医療を継続的に受けることができるよう公費による医療援護が行われている（表 6-4）。

1997（平成 9）年には，**地域保健法**制定に伴い母子保健法が改正され，妊産婦や乳幼児への保健指導・家庭訪問・健康診査などの身近な保健サービスは市町村で実施されるようになった。1 歳 6 か月児・3 歳児健康診査は，心身障害の早期発見やむし歯の予防，栄養状態の確認を中心に行われるが，心理相談員や保育士が育児不安の相談やグループワークを行うなど，育児支援対策としての役割がある。さらに，2004（平成 16）年の**発達障害者支援法**制定を受けて，乳幼児健診において児童の発達障害の早期発見に留意することとされた。

2016（平成 28）年には，母子保健法に母

定　義

妊産婦：妊娠中または出産後 1 年以内の女子
新生児：出生後 28 日を経過しない乳児
乳　児：1 歳に満たない者
幼　児：満 1 歳から小学校就学の始期に達するまでの者

主な規定

1. 妊産婦等への保健指導
2. 妊産婦や乳幼児への健康診査
3. 妊娠の届出
4. 母子健康手帳
5. 妊産婦の訪問指導等
6. 産後ケア事業
7. 低体重児の届出
8. 養育医療
9. 母子健康包括支援センター

図 6-3　母子保健法の概要

出典）厚生労働統計協会：国民衛生の動向 2023/2024，p.99，2023．より一部改変

表 6 - 4　小児対象の医療費公費負担制度

医療援護	根拠法	対　象
未熟児養育医療	母子保健法	出生時の体重が 2,000 g 以下や呼吸器系や消化器系などの異常があり生活力が特に薄弱な乳児
小児慢性特定疾病医療費助成制度	児童福祉法	悪性新生物，慢性腎疾患，慢性呼吸器疾患，慢性心疾患，内分泌疾患等，16 疾患群
結核児童療養給付	児童福祉法	結核児童で長期入院を要する者
自立支援医療（育成医療）	障害者総合支援法	視覚障害，聴覚障害，言語障害，肢体不自由，内部障害（先天性心疾患など）の身体障害児

子健康包括支援センター（**子育て世代包括支援センター**）設置が法定化され，市町村と医療機関や子育て関係機関とが連携して虐待予防の取り組みを強化している。さらに，2019（令和元）年の母子保健法改正では**産後ケア事業**が新設され，子育て不安があり支援者が身近にいない母親と乳児が，助産所等での短期宿泊・通所・訪問などを利用することにより，十分休養して育児をスタートできるようにサポートする市町村事業が始まっている（第 7 章「6.4 母子の健康管理」（p.149）参照）。

（2）健やか親子 21

　わが国の母子保健対策は，乳児死亡や妊産婦死亡の低率化などの成果をあげてきたが，一方で，少子高齢化，女性の社会進出，児童虐待の増加など，母子を取り巻く環境の変化が進んでいる。21 世紀に向けて様々な課題を明らかにし，すべての子どもが健やかに育つ社会を目指して，2001（平成 13）年に**健やか親子 21** が策定された。本計画は 21 世紀の母子保健の主要な取り組みを示すビジョンであり，**健康日本 21** の一翼を担う国民運動計画である。2015（平成 27）年から 2024（令和 6）年まで第 2 次の計画期間として，3 つの基盤課題と 2 つの重点課題を設定して取り組みを進めている（図 6 - 4）。

（3）成育基本法

　2018（平成 30）年に制定された成育過程にある者及びその保護者並びに妊産婦に対し必要な成育医療等を切れ目なく提供するための施策の総合的な推進に関する法律（**成育基本法**）は，成長過程にある子どもとその保護者ならびに妊産婦に対して，必要な成育医療を切れ目なく提供するための施策を総合的に推進することを目的とする理念法である。この成育過程とは妊娠出産後から成人に達するまでを含み，成育医療とは成育過程の各段階において生じる心身の健康に関する問題等を包括的にとらえて適切に対応する医療とされている。例えば，小児科では 15 歳あるいは 18 歳までを診療対象とすることが多いが，小児慢性特定疾病などの患者に年齢の垣根を越えて必要な医療が提供されることや，産科・小児科・内科・精神科などの診療部門が連携した医療を提供する**成育医療機関**の設置が進められている。さらに，子どもの健全な育成は，国や市町村，関係機関の責務であることを明記し，保護者の支援を含め，教育・医療・福祉などの分野と連携し，安心して子どもを

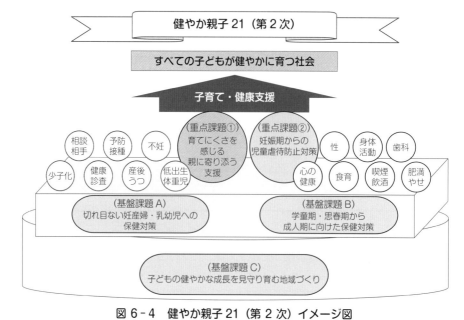

図 6-4　健やか親子 21（第 2 次）イメージ図

出典）厚生労働省：「健やか親子 21」の最終評価等に関する検討会資料

産み育てられる社会を目指している。

（4）児童虐待防止法

　第 2 次世界大戦後，児童相談所は**児童福祉法**に基づき児童福祉の第一線機関として全国の都道府県等に設置され，18 歳未満の子どもの相談全般を受けてきたが，近年は児童虐待対応が業務の中心となっている。2000（平成12）年には**児童虐待の防止等に関する法律（児童虐待防止法）**が制定され，保護者が行う身体的虐待，性的虐待，ネグレクト，心理的虐待の行為を児童虐待と定義するとともに，児童が通う施設・保育・教育機関等の教職員や保健医療福祉従事者等は，児童虐待を発見しやすい立場にあることを自覚し，児童虐待の早期発見に努めなければならない，としている。

2.5　成人保健関係法

（1）高齢者の医療の確保に関する法律

　2006（平成18）年の医療制度改革により**高齢者の医療の確保に関する法律（高齢者医療確保法）**が制定された。それによって，従来 40 歳以上の地域住民に実施されていた健康診査（基本健康診査）は，腹囲と血圧・血糖・脂質等の結果から，**メタボリックシンドローム（内臓脂肪症候群）**の早期発見と早期介入による重症化予防対策を目的とした**特定健診・特定保健指導**として 2008（平成20）年から開始された（表 6-5）。

　これにより，国民皆保険であるわが国においては，職域である企業健康保険組合，中小企業事業主が加入する全国健康保険協会（協会けんぽ）や船員保険，地域在住の個人経営

表 6-5　特定健康診査・特定保健指導の概要　第3期（2018年）

対象者			健康保険被保険者とその扶養者で実施年度中に40歳以上75歳に達成前まで（40〜74歳）	
基本項目	問診		現病歴・生活習慣（運動・食生活）・喫煙歴	
	計測		身長・体重・BMI・腹囲（臍周囲）	
	血圧		尿検査（尿糖・尿蛋白）	
	血液検査		脂質：中性脂肪・LDLコレステロール・HDLコレステロール	
			血糖：空腹時血糖またはHbA1c	
			肝機能：GOT・GPT・γ-GTP	
その他	＊医師が必要と認めた場合以下の検査を実施 ・心電図・眼底検査・貧血検査（赤血球数・血色素。ヘマトクリット値）・血清クレアチニン			
特定保健指導	保健指導基準	腹囲	男性85cm以上・女性90cm以上	
		BMI	25以上（腹囲該当外者）	
		リスク	①血糖：空腹時血糖100mg/dL以上，またはHbA1c（NGSP値）5.6％以上	
			②脂質：中性脂肪150mg/dL以上，またはHDLコレステロール40mg/dL未満	
			③血圧：収縮期130mmHg以上，または拡張期85mmHg以上	
	積極的支援	喫煙なし	腹囲該当者で①〜③が2つ該当・BMI該当でリスク①〜③が3つ該当	
		喫煙あり	腹囲該当者で①〜③が1つ該当・BMI該当でリスク①〜③が2つ該当	
	動機付け支援	喫煙なし	腹囲該当者で①〜③の内1つ該当・BMI該当でリスク①〜③2つ該当	
		＊65歳以上は，積極的支援該当でも動機付け支援対象		
	情報提供	積極的支援・動機付け支援以外		
	保健指導対象外	すでに①〜③において治療をしている者＊重症化対策該当者を除く		
	変更点	＊2年連続して積極的支援に該当した場合，1年目に比べて2年目の状態が改善していれば，2年目の特定保健指導は，動機付け支援相当で可		
		＊評価時期は6ヶ月→3ヶ月でも可		
		＊ICT活用の保健指導可		

出典）厚生労働省：第3期特定健康診査等実施計画について.
https://www.mhlw.go.jp/file/05-Shingikai-10901000-Kenkoukyoku-Soumuka/0000188316.pdf

者や退職者が加入する市町村国民健康保険組合，公務員や私立学校教職員が加入する共済組合等の保険者およびその他の保険者が実施者となるため，年齢が該当するほぼすべての健康保険加入の国民が共通して受診する健康診査となった。実施にあたっては，保険者ごとの健康保険に関する法律である健康保険法，船員保険法，国民健康保険法，国家公務員共済組合法，地方公務員等共済組合法，私立学校教職員共済法が関連する。

また保険者は，2018（平成30）年の法改正により，6年ごとに厚生労働大臣が定める**特定健康診査等基本指針**に即して，6年を1期として，**特定健康診査等実施計画**を策定す

ることが義務づけされた（第 2 期までは 5 年ごとの評価による計画策定であった）ほか，特定保健指導に関する実施上の基準が緩和された。

　2023（令和 5）年度までの第 3 期において国が目標とした特定健診実施率は，保険者全体で 70％であったが，2021（令和 3）年度で対象者約 5,380 万人，受診者数約 3,039 万人で特定健康診査実施率は 56.5％であった。特定保健指導対象者約 526 万人中メタボリックシンドローム該当および予備群の減少率（対 2008（平成 20）年度比）は 13.8％，特定保健指導終了者は約 129 万人で，特定保健指導の実施率は 24.6％で，2008 年度より対象者数は増加しているが，実施率も向上している[2]。以上を受けて，2024（令和 6）年度から2029（令和 11）年までの第 4 期における目標値は，特定健診実施率 70％以上，特定保健指導実施率 45％以上，メタボリックシンドローム該当および予備群の減少率（対 2008 年度比）25％以上と第 3 期と同様に設定されている[3]。

　なお 75 歳以上の後期高齢者に対しては，**後期高齢者医療制度**を創設し，従来の医療制度から切り離し，65 歳から 74 歳の前期高齢者の退職者医療制度は廃止された。市町村は，都道府県の区域ごとに当該区域内ですべての市町村が加入する後期高齢者医療広域連合を設け，後期高齢者に対する健康診査の実施および医療機関受診時の保険給付を行うこととなった。

2.6　高齢者保健・介護関係法

（1）老人福祉法

　1963（昭和 38）年に制定された**老人福祉法**によって，老人健康診査が開始され，翌年一部負担金を公費で補助する老人医療費支給制度が発足した。その後，老人保健学級・在宅老人機能回復訓練事業に加えて，老人健康相談事業，在宅老人家庭訪問指導事業を一貫して行う老人保健医療総合対策開発事業が，モデル市町村において実施されるようになった。老人保健法制定後には，老人健康診査は老人保健法に移行し，老人医療費支給制度は廃止となった。さらに，老人保健法は 2006（平成 18）年に高齢者医療確保法に改正され，老人健康診査は同法における後期高齢者健康診査に移行した。1990（平成 2）年には老人福祉法改正による都道府県・市町村に**老人保健福祉計画**策定が義務づけられ，地域における高齢者の基盤整備が行われることとなった。

　また，増加する高齢者に対応する保健福祉施策の充実対策として，1989（平成元）年に**高齢者保健福祉推進 10 か年戦略**（ゴールドプラン），1994（平成 6）年には目標値を新規に設定した**新ゴールドプラン**が策定された。介護保険法が制定された 2000（平成 12）年には，**ゴールドプラン 21** が策定された。これは，介護サービス基盤の整備，認知症高齢者支援対策の推進，元気高齢者づくり対策の推進など，介護予防，生活支援などを推進することにより，高齢者の自立支援と生きがいをもって社会参加ができる社会をつくろうとするものであった。また，2006（平成 18）年の介護保険法改正により，65 歳以上の高齢者に対する健康教育，健康相談，機能訓練，訪問指導は，創設された**地域支援事業**へ移行した。

（2）介護保険法

　急速な高齢化進展に伴い，要介護高齢者の増加，介護期間の長期化など高齢者を抱える家族の介護負担が社会的な問題となり，1997（平成9）年に**介護保険法**が制定され，社会保障方式を導入した「介護を国民皆で支えあう」という考えのもとに，保健・医療・福祉にわたり総合的に介護サービスを提供する仕組みとして**介護保険制度**が創設された。

　この制度は，40歳以上の者を被保険者として，介護保険料を実施主体である市町村に納付し，65歳以上の第1号被保険者は，要介護認定調査により要介護1から要介護5までの「要介護」と認定されると（**特定疾病**については40歳以上65歳未満の医療保険加入者である第2号被保険者にも適用），利用者が自らの意志に基づいて利用できる介護サービスを選択できる制度であった。この要介護者が自立した生活を営むのに必要な援助を行う職種として，**介護支援専門員**が新たに誕生した。

　2000（平成12）年の介護保険制度開始後，要介護者の増加による介護費用が急速に増大したため制度の見直しが行われ，2006（平成18）年に介護保険法が改正され，介護予防に重点を置いた予防重視型システムへの転換，施設給付の見直し，地域密着型サービスや**地域包括ケアシステム**の拠点として**地域包括支援センター**が創設された。要介護1の前段階として「要支援1・2」を新設し，対象者の範囲，サービス内容，マネジメント体制を見直した**予防給付**や，要介護になる可能性のある高齢者を把握し，転倒防止のための下肢筋力向上や栄養改善，閉じこもり予防などの**介護予防事業**，**虐待の防止および権利擁護**，**困難事例への支援**等が市町村を実施主体として展開されるようになった。それらの支援を行う職種として，地域包括支援センターには，保健師（または，地域ケア経験のある看護師），社会福祉士，主任介護支援専門員（介護支援専門員としての経験を有し主任介護支援専門員研修を修了した者）を配置することとなった。

　介護が必要になった場合には，本人または家族が市町村の窓口に介護認定の相談を行い，65歳以上の高齢者に対しては，基本チェックリストで，①IADL，②転倒リスク，③栄養低下状態，④口腔機能の低下，⑤閉じこもり，⑥認知機能の低下，⑦うつ病の可能性，を把握し，要介護認定調査結果と医師の意見書を基に，要介護状態であるかの判断（要介護認定）がなされる。認定のランクに応じて要介護1〜5は介護給付としての居宅サービスと施設サービス，要支援1・2は，要介護となることを予防する目的である予防給付としての介護予防サービスや介護予防ケアマネジメントが実施される。介護保険の理念は，介護保険制度を利用する本人の意思のもとに必要な支援（介護サービス）を選択し，自立した生活を送ることを可能にすることである（図6-5）。

　さらに2014（平成26）年の介護保険法改正によって，団塊の世代が75歳以上となる2025（令和7）年を目途に，重度な要介護状態となっても住み慣れた地域で人生の最後まで続けることができるよう，医療・介護・予防・住まい・生活支援が一体的に提供される**地域包括ケアシステムの構築**を各市町村が行うことが義務づけられ，地域包括支援センターは，地域包括ケアシステムにおける中核的な機関として位置づけられた。

　新たな地域包括支援センターの役割として，地域の介護課題を分析した上で，地域づく

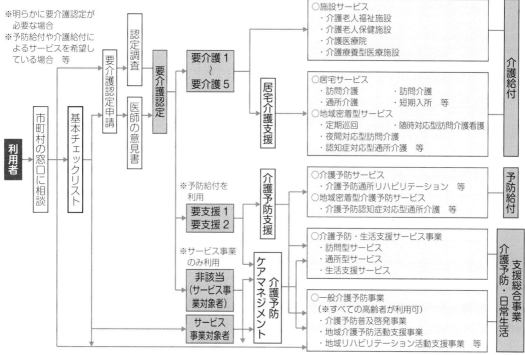

図6-5 介護サービス利用の手続き

出典）厚生労働統計協会：国民衛生の動向 2023/2024, p.233, 2023.

りや支援関係機関のネットワーク形成等の資源開発を行うことが付加された。その支援を必要とする個別事例の検討を通じて，医療関係職種などを含めた多職種協働によるケアマネジメント支援を検討する**地域ケア会議**を開催することとなった。

また，高齢化に伴う認知症が要介護認定要因の首位を占め，介護問題が増加していることから，2012（平成24）年に認知症施策推進5カ年計画**オレンジプラン**が策定され，さらに2015（平成27）年には認知症高齢者にやさしい地域づくりを目指す**新オレンジプラン**が策定された。地域包括支援センターは，この認知症対策活動とも連携することとされた（図6-6）。

2.7 がん対策基本法

悪性新生物（がん）は，1981（昭和56）年よりわが国の死因の第1位であり，2021（令和3）年の死亡数は38万人を超えているほか，生涯のうちに約2人に1人が罹患すると推計されているなど，国民の生命と健康にとって身近で重要な疾患となっている。

この間，国では，1984（昭和59）年に策定された**対がん10カ年総合戦略**等に基づき，がん対策に取り組んできたが，対策をよりいっそう推進するため，2006（平成18）年に**がん対策基本法**が制定された。同法に基づく**がん対策推進基本計画**により具体的な目標が設

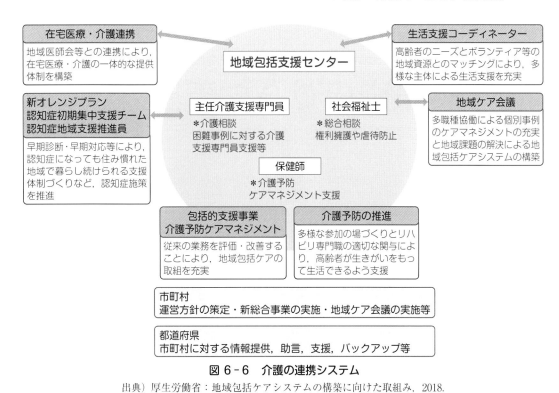

図 6-6　介護の連携システム
出典) 厚生労働省：地域包括ケアシステムの構築に向けた取組み，2018.

定され，がん対策が進められている。2023（令和 5）年に策定された第 4 期基本計画では，全体目標として「誰一人取り残さないがん対策を推進し，全ての国民とがんの克服を目指す」こととし，「がん予防」「がん医療」「がんとの共生」を 3 本の柱として，科学的根拠に基づく予防対策の充実，がんゲノム医療など先進医療の推進，がん医療を担う人材・スペシャリストの育成，すべてのがん患者等の療養生活の質の向上などを目指している（図 6-7）。

2.8　難病対策の関係法

　難病とは，発病の機構が明らかでなく，かつ，治療方法が確立していない希少な疾病であって，長期の療養を必要とするものとされている。2014（平成 26）年に制定された**難病の患者に対する医療等に関する法律（難病法）**において，国の要件を満たす疾病は，指定難病として医療費助成の対象となっている。併せて，各都道府県に難病診療連携拠点病院や難病医療協力病院を指定し，身近な場所で専門医療等を提供することができる医療提供体制を構築，都道府県の難病相談支援センターの充実，福祉サービスの充実，根治的な治療方法の開発を目指す研究の推進などが実施されている。

　18 歳未満の小児の慢性疾病は，児童福祉法に基づく**小児慢性特定疾病**（表 6-4）として，医療費助成，研究の推進と医療の質の向上，地域での相談支援や自立支援等の対策が実施されている。

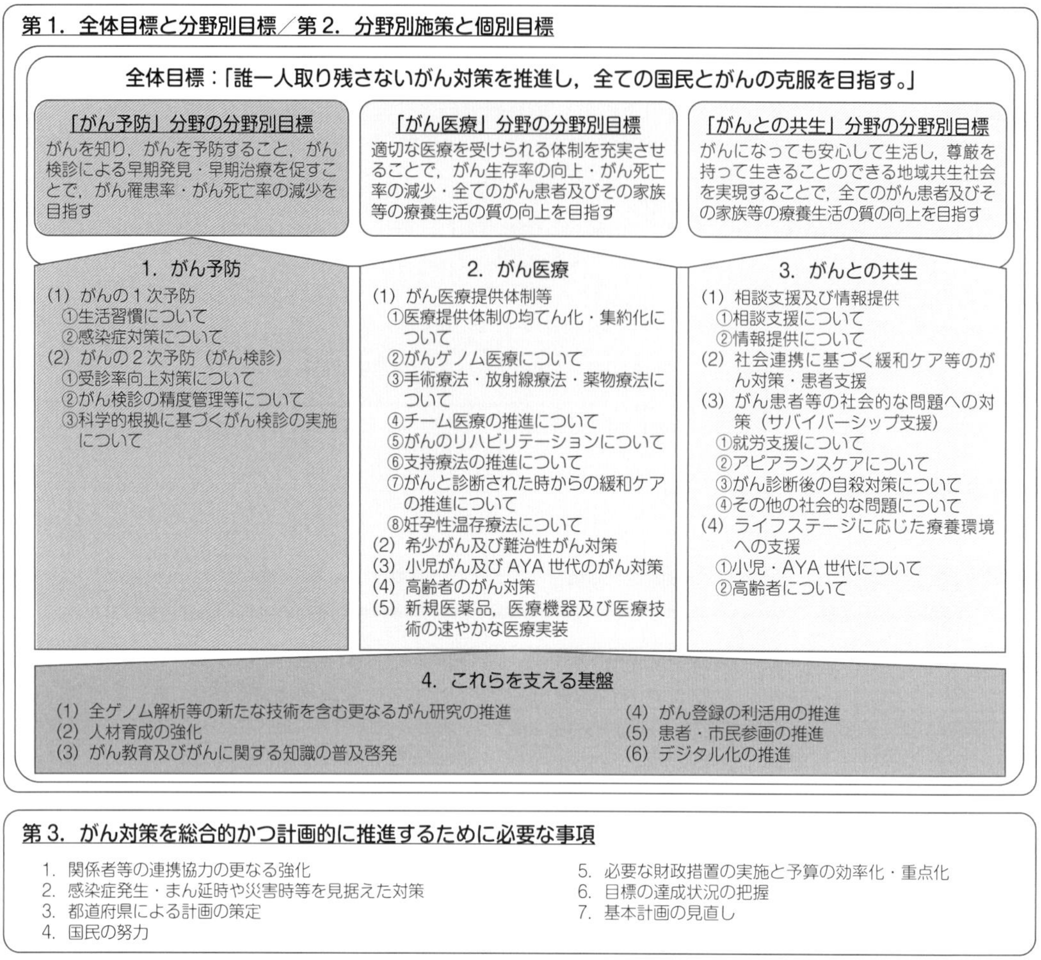

第1. 全体目標と分野別目標／第2. 分野別施策と個別目標

全体目標:「誰一人取り残さないがん対策を推進し，全ての国民とがんの克服を目指す。」

「がん予防」分野の分野別目標
がんを知り，がんを予防すること，がん検診による早期発見・早期治療を促すことで，がん罹患率・がん死亡率の減少を目指す

「がん医療」分野の分野別目標
適切な医療を受けられる体制を充実させることで，がん生存率の向上・がん死亡率の減少・全てのがん患者及びその家族等の療養生活の質の向上を目指す

「がんとの共生」分野の分野別目標
がんになっても安心して生活し，尊厳を持って生きることのできる地域共生社会を実現することで，全てのがん患者及びその家族等の療養生活の質の向上を目指す

1. がん予防
(1) がんの1次予防
　①生活習慣について
　②感染症対策について
(2) がんの2次予防（がん検診）
　①受診率向上対策について
　②がん検診の精度管理等について
　③科学的根拠に基づくがん検診の実施について

2. がん医療
(1) がん医療提供体制等
　①医療提供体制の均てん化・集約化について
　②がんゲノム医療について
　③手術療法・放射線療法・薬物療法について
　④チーム医療の推進について
　⑤がんのリハビリテーションについて
　⑥支持療法の推進について
　⑦がんと診断された時からの緩和ケアの推進について
　⑧妊孕性温存療法について
(2) 希少がん及び難治性がん対策
(3) 小児がん及びAYA世代のがん対策
(4) 高齢者のがん対策
(5) 新規医薬品，医療機器及び医療技術の速やかな医療実装

3. がんとの共生
(1) 相談支援及び情報提供
　①相談支援について
　②情報提供について
(2) 社会連携に基づく緩和ケア等のがん対策・患者支援
(3) がん患者等の社会的な問題への対策（サバイバーシップ支援）
　①就労支援について
　②アピアランスケアについて
　③がん診断後の自殺対策について
　④その他の社会的な問題について
(4) ライフステージに応じた療養環境への支援
　①小児・AYA世代について
　②高齢者について

4. これらを支える基盤
(1) 全ゲノム解析等の新たな技術を含む更なるがん研究の推進
(2) 人材育成の強化
(3) がん教育及びがんに関する知識の普及啓発
(4) がん登録の利活用の推進
(5) 患者・市民参画の推進
(6) デジタル化の推進

第3. がん対策を総合的かつ計画的に推進するために必要な事項

1. 関係者等の連携協力の更なる強化
2. 感染症発生・まん延時や災害時等を見据えた対策
3. 都道府県による計画の策定
4. 国民の努力
5. 必要な財政措置の実施と予算の効率化・重点化
6. 目標の達成状況の把握
7. 基本計画の見直し

図6-7　第4期がん対策推進基本計画（令和5年3月28日閣議決定）概要
出典）厚生労働省：がん対策基本計画，2023.

■3. 組織と従事者

3.1　保健衛生行政の体系

　わが国の保健衛生行政の体系は，一般衛生行政，労働衛生行政，環境保健行政，学校保健行政に分けられている（表6-6）。このうち，地域住民を対象とする一般衛生行政の体系は，基本的には「国（厚生労働省）−都道府県−保健所−市町村」となっている。なお，母子保健行政は，少子化対策やこどもに関連する施策を一元的に統括するため，2023（令和5）年に設置された**こども家庭庁**が所管することとなった。

表 6-6　行政体系の概要

種　別	内　容	国の所管	主な地方の機関
一般衛生行政	母子保健，健康増進，歯科保健，精神保健福祉，感染症対策など	厚生労働省 こども家庭庁	保健所 市町村保健センター
労働衛生行政	労働災害の予防，職域での健康増進など	厚生労働省	労働基準監督署
環境保健行政	環境の保全，公害被害の防止など	環境省	地方環境事務所 都道府県等担当部局
学校保健行政	児童生徒，教職員の健康管理など	文部科学省	教育委員会

表 6-7　保健所と市町村保健センター

	保健所	市町村保健センター
根拠法	地域保健法	
設置数 令和 5 年 4 月現在	468 か所	2,419 か所
設置主体	都道府県，保健所政令市，特別区	市町村
所長	一定の基準をみたした医師	法による規定なし
主な役割	疾病の予防，健康増進，環境衛生，食品衛生など広域的・専門的業務	地域住民に身近な対人保健サービスを行う拠点
監督的機能	食品衛生，環境衛生，医療安全	なし

3.2　保健所，市町村保健センター（表 6-7）

(1) 保　健　所

　保健所は，1937（昭和 12）年に保健所法により設置されたが，当時の健康課題であった感染症の拡大を阻止するための取り締まり業務に重点を置いた機関であった。第 2 次世界大戦後に保健所法が全面改正されたことにより，健康相談，保健指導のほか，医事薬事，食品衛生，環境衛生などに関する行政機能をもち，公衆衛生の第一線機関となった。1994（平成 6）年の地域保健法への移行に伴い，保健所では広域的専門的業務が中心となり，同法に基づく必須事業（表 6-8）に加えて，住民の健康保持に必要な事業を行っている。保健所は都道府県が設置することになっているが，政令市 87 市（人口 20 万人以上の中核市を含む）と東京都 23 特別区は，直轄の保健所を設置している（2023（令和 5）年 4 月現在）。

(2) 市町村保健センター

　多様化・高度化する対人保健分野の需要に対応するため，国は第 1 次国民健康づくり対策開始時期より，市町村保健センターの整備を進めてきた。健康相談，健康診査や保健指導，予防接種など，地域住民への直接的な保健サービスを総合的に行う拠点である。市町村は住民に最も身近な基礎自治体であるため，住民のニーズの変化に対応し，保健・介護・福祉サービスを一体的に提供できる体制整備に努めている。

表 6-8 保健所の業務（地域保健法第 6 条抜粋）

1. 地域保健に関する思想の普及及び向上に関する事項
2. 人口動態統計その他地域保健に係る統計に関する事項
3. 栄養の改善及び食品衛生に関する事項
4. 住宅，水道，下水道，廃棄物の処理，清掃その他の環境の衛生に関する事項
5. 医事及び薬事に関する事項
6. 保健師に関する事項
7. 公共医療事業の向上及び増進に関する事項
8. 母性及び乳幼児並びに老人の保健に関する事項
9. 歯科保健に関する事項
10. 精神保健に関する事項
11. 治療方法が確立していない疾病その他の特殊の疾病により長期に療養を必要とする者の保健に関する事項
12. 感染症その他の疾病の予防に関する事項
13. 衛生上の試験及び検査に関する事項
14. その他地域住民の健康の保持及び増進に関する事項

3.3 従事者

　保健所では，医事薬事の行政事務，国民健康・栄養調査の実施，対物保健（食品衛生，動物行政，生活衛生），対人保健（感染症対策，難病や精神科疾患患者対応）などの業務を行っているほか，地域における健康危機管理の拠点の役割も担っている。これらの業務を実施するため，医師，保健師，歯科医師，薬剤師，獣医師，管理栄養士などの職員が配置されている。保健所長は，医師であって 3 年以上公衆衛生の実務経験がある者等と規定されている（例外的措置あり）。

　市町村保健センターには，センター長や職員の資格や専門性についての規定はなく，主に保健師が，住民の健康課題に基づき母子から高齢者まで各ライフステージにおける健康相談・健康診査・保健指導（家庭訪問を含む）などの保健事業の計画・実施・評価を行っている。さらに，市町村独自の取り組みを充実させるために，看護師や助産師，管理栄養士，理学療法士や言語聴覚士などを配置している。

引用文献

1） 厚生労働省：地域保健対策の推進に関する基本的な指針（令和 5 年 3 月 27 日改正），2023.
2） 厚生労働省：2021 年度特定健康診査・特定保健指導の実施状況について.
　　https://www.mhlw.go.jp/content/12400000/001093812.pdf
3） 厚生労働省：第 4 期特定健康診査等実施計画期間における保険者種別の目標値について.
　　https://www.mhlw.go.jp/content/12401000/001000404.pdf

第7章 健康管理の進め方

■1. 健康管理の考え方

1.1 健康管理の多様な考え方

　健康管理という言葉は，人々が生活しているコミュニティ（地域・職域・学校）で広く使用されているが，この前提として，健康をどのように考えるのかが重要になってくる。人々の健康課題が多様化・複雑化している現在においては，第1章の健康の定義に示されているように，心身の疾病や障害の有無だけでなく**社会的な健康**が重視されていること，**ポジティブヘルス**，また，日本では国民の権利として健康的に生活できることが保障されており，法律に基づく公衆衛生活動がそれぞれのコミュニティで健康管理活動として展開されていることを踏まえ，以下の考え方を示す。

（1）集団特性に基づく考え方

　地域における健康管理，職域における健康管理，学校における健康管理，そして人々の生活の基盤である家庭における健康管理というように，人々の疾病の予防と健康の保持・増進を目的とした活動として健康管理が行われている。わが国では，日本国憲法で国が公衆衛生活動を行うことが義務づけされていることから，それぞれの場で法律に基づき，一次予防としての予防接種や健康教育，二次予防としての健康状態を把握するスクリーニングのための健康診査や健康診断を実施し，疾病や疾病と診断されない程度の異常（予備群）の早期発見と早期治療，三次予防としての疾病の治療の経過によるフォロー（重症化予防と社会生活復帰）といった予防医学の考え方に基づいたケアシステムによる支援活動が行われている。

（2）疾病管理と同義の考え方

　疾病の特性によって，医療における診断基準と治療方針（治療ガイドライン）があり，生活面での注意事項が異なることから，その病態に対応したケアとしての**疾病管理**という考え方がある。

（3）セルフケアと同義の考え方

　疾病予防や健康状態の維持および上記の疾病管理が必要になった場合には，各人が予防のための健康行動の実践や疾病につながりやすい自己の生活習慣を改善・コントロールしていくことが必要となる。その行動としての自己管理を，セルフケアとしての健康管理の実践とする考え方がある。セルフケアには，**ヘルスリテラシー**としての健康情報の入手や知識の獲得，予防接種などによる免疫獲得等の一次予防としてのケアがあり，自らの力で管理し，健康問題や課題解決を図るポジティブヘルスとしての積極的な実践も含まれる。

（4）健康づくりを支援する社会づくりとしての考え方

　健康の決定要因には，個人では改善しようがない社会環境の現状としての格差（医療機関などの医療資源やソーシャルキャピタル・貧困・互助等）があり，その格差が健康に影響することが社会疫学研究で明らかになっている。この社会環境への介入として**ゼロ次予防**という考え方がある。特に最近では人々の**社会参加**が健康に影響することが重要視されており，社会参加による社会的役割があることがやりがいや生きがいとなり，また他者との交流が**自己肯定感**や**自己効力感**を高め，行動変容やその実行維持につながるという効果が得られており，ポジティブヘルスにつながるものである。健康管理の展開にこの健康づくりを支援する社会づくり（対象者が積極的に参加し交流することでその集団が活性化すること）を目指したものとして，職域では**健康経営**®があり，行政では健康寿命の延伸を目標とした健康なまちづくり等がある。

 コラム　　　　　　　　　　　健康経営

　健康経営とは，従業員に対する健康保持増進への取り組みは，将来的に生産性を高め，利益として還元される投資であるとの理念に基づくもので，事業場が健康管理を経営的視点から積極的に行うものである。具体的には医療保険者と連携しつつ健康診断受診率向上による従業員の健康課題を明確にした上で組織体制を整え，生活習慣病予防やメンタルヘルス対策・喫煙対策（必須）・治療と仕事の両立支援等に対し，目標設定や効果指標を定めて構造的に取り組む仕組みであり，職域における包括的・戦略的ヘルスプロモーションである。

　この取り組みは，経済産業省・日本健康会議の企画認定による「健康経営優良法人認定制度」により，従業員の健康状態の向上や休業率の減少だけでなく，社会的な評価につながるメリットから，健康経営優良法人認定事業場数は年々増加している。また長期的な効果として，現役世代に対する健康経営手法は，労働者が退職したのちの老年期の介護予防ひいては健康寿命の延伸にもつながることから，自治体による健康経営に対する支援も積極的に行われるようになってきている。

＊「健康経営®」は，特定非営利法人健康経営研究会の登録商標である。

1.2　健康管理の定義

　健康管理の定義については，これまで複数の研究者によって定義づけられているが，現在に至っても，わが国で統一された定義はない。ここでは，上記に示した健康管理の考え方から，集団としての人々および個人（対象者）の疾病予防，健康の保持・増進という目的を達成するために行われる法律やその他の一定の取り決めによって，個人または集団に対して組織的に体系的に働きかけられる包括的な支援活動と定義する。

■2．健康管理の方法

2.1　「計画（P）―実施（D）―評価（C）―改善（A）」の体系

　健康管理の展開方法をマネジメントサイクルの体系として，1900 年代に経営管理の場から政策評価でも**計画（Plan）―実施（Do）―評価（See）**が用いられるようになった。この体系から発展し，現在では，法律に基づく事業評価として国が推奨している**計画（Plan）―実施（Do）―評価（Check）―改善（Action）**の体系で展開されるようになっている（図 7-1）。ここでは，地域・職域・学校の健康管理の展開としても用いられていることから，この PDCA の体系に沿って概説する。

（1）対象者の集団特性の把握

　集団としての規模や性別，発達段階における特性，健康状態に影響する社会経済状況を含む地域特性から集団としての特性を把握する。

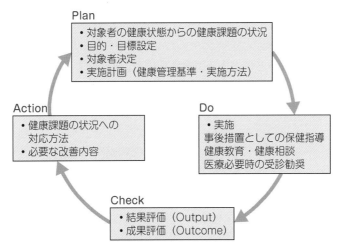

図 7-1　健康管理活動の PDCA サイクル

出典）中板育美：公衆衛生看護活動における評価の現状と課題，*J. Natl. Inst. Public Health*, **58**(4)，2009．より一部改変

（2）健康課題の把握と分析

　対象者の健康状態としての既存情報（これまでの問診や事前調査を含む健康診査・健康診断の結果等からの有病状況）や，ほかの健康管理に関わる活動における事後措置としての保健指導・健康相談・健康教育の実施結果を把握し，どのような課題があるのか健康課題の抽出を行い，健康課題に関連するリスクファクターを分析した上で，健康課題解決（対応）のための優先順位を明確にする。この健康課題の把握と分析を，公衆衛生では**疫学診断**といい，地域では地域診断という呼び方をしている。

（3）健康管理計画の目的・目標設定

　健康管理は，個人および集団としての人々（対象者）の疾病予防，健康の保持・増進という目的を達成するために，個人または集団に対して組織的に体系的に働きかけられる包括的な支援活動である。そこで，健康課題解決のための目的と目標（長期目標と短期目標）を設定した上で，①誰が（支援担当者や支援機関），②どこで（支援場所），③どのような支援を（支援内容や方法），④いつまで行うか（支援期間），⑤評価方法（評価指標を含む）を含む支援計画を作成する。

　健康管理計画の目的は，何のために行うものであるかを明確にし（健康課題の減少と健康状態の向上），目標設定では実現可能なもので目指す姿を示し，効果を判定する指標を明確にした上での評価基準（A：目標に達した，B：目標値に達していないが改善傾向にある，C：変わらない，D：悪化している，E：評価困難など）を設定する。用いる効果指標は以下の点に留意する。

①　正確性― Correctiveness：正確に測定できる
②　比較可能性― Comparability：比較することができる
③　代表性― Representativeness：評価すべき内容を最も的確に測定している

　目標は，健康課題が複数ある場合には，優先順位順に重点課題に対応する重点目標設定をすることもありうる。

（4）健康管理計画の実施

　実施は計画に基づいて行っていき，健康管理活動に含まれる保健活動（事業）のそれぞれの実施状況を**モニタリング**しながら進める。

2.2　健康管理の評価

　地域における健康管理活動は，住民に対する保健事業として実施され，地域保健事業や健康増進事業については，計画から実施・評価までを記述し，関係者で共有可能なフォーマットが活用されている。

　健康管理活動の効果としての保健指導や健康教育といった保健事業の評価指標には，Structure（構造）評価，Process（過程）評価，Output（結果）評価，Outcome（成果）評価がある（表7-1）。それぞれの評価状況を踏まえ，健康課題や対象となる人々の健康状態がどのように変化したのか，年度ごと，中長期的な経過としての中間評価，最終時点で

表 7-1　健康管理活動の評価指標（事業評価として）

評価指標	時　期	評価内容
Structure（構造）評価	毎回および事業としての全体終了後	仕組みや体制（人員数・人員の選択）・予算　他機関との連携
Process（過程）評価	毎回および事業としての全体終了後	事業の目的や目標の達成に向けた過程
Output（結果）評価	毎回および事業としての全体終了後	事業実施状況（実施回数・参加者数：受診率）計画通りであったか・参加者の満足度
Outcome（成果）評価	事業終了後（効果が現れる時期）	成果の数値目標に対する評価　生活習慣の改善状況，有所見者・有病率減少

出典）厚生労働省：特定健診・特定保健指導.
　　　http://www.mhlw.go.jp/shingi/2007/03/dl/s0326-10a-108.pdf

の最終評価を行い，次期以降にどのように改善していくのかを検討していく。この手法は，国民を対象としたヘルスプロモーション活動である「健康日本 21」でも用いられている。

■3. 健康教育

3.1　健康教育の考え方

　健康教育は，人々が疾病予防や健康の保持・増進に必要な知識を獲得し，自らその知識を生かしてよりよい**健康行動**や生活習慣につながるよう，セルフケアやセルフコントロールができることを目的として意図的に行われるものである。個人に対して行われる場合には，**保健指導**，**栄養指導**，**運動指導**として実施される。

3.2　健康教育の定義

　健康教育については，以下のように国内外で定義されている。

1）WHO の定義（1969 年・2021 年）

　世界保健機関（WHO）は，「広義では，健康に関する信念，態度，行動に影響する個人，グループ，コミュニティすべての経験，過程，努力を言う。狭義では，過程のうち，努力，上述の経験されたもののうち，計画されたものを指す」と定義していたが，世界情勢による健康課題の変化に対応するために健康教育に求められるものが変化していることを踏まえ，2021 年公表のヘルスプロモーション用語集では，「健康教育とは，知識を増やし，モチベーションに影響を与え，**ヘルスリテラシー**を向上させることによって，個人とコミュニティの健康改善を支援するためにデザインされた学習体験の組み合わせのことである」[1]と定義している。これには健康教育は，健康関連情報の普及にとどまらず，人々が「健康増進のために行動を起こすのに必要な動機，技能，自信（自己効力感）を育むこと」であり，人々が健康に関する様々な決定を自律的に行い，状況の変化に適応できるように，汎用・伝達可能な健康のスキルを身につけるためのスキルベースのコミュニケーションが

含まれるとしている。

2）宮坂忠夫の定義（1976 年）

　健康教育とは，個人，家族，地域が直面している健康問題を解決するにあたって，自ら必要な知識を獲得して，必要な意思決定ができるように，そして直面している問題に自ら積極的に取り組む実行力を身につけることができるように援助することである。

3.3　健康教育の目的と目標

（1）健康教育の目的

　健康教育の定義にも示されているように，健康教育の目的は，疾病の予防および健康の保持・増進を目的としており，その目的の内容は以下となる。

① 　知識の獲得と理解：対象者が正しい知識や理解をもつこと。

② 　態度の変容：対象者が健康行動を起こそうという気になり，実際に起こすこと。

③ 　行動変容とその維持：対象者が日常生活での健康行動の実践を行い習慣化すること。

（2）健康教育の目標

　健康教育の目標は，上記の目的を踏まえ，最終的には対象者が，自己の健康状態に関わる自分の価値観・健康感を理解した上で，考え方の変換を含め，疾病の予防や健康の保持・増進のために何をどのようにすればよいのかその方法を理解することによって，**セルフケアおよびセルフコントロール**ができるようになることである。また，自己だけでなく，ほかの参加者とともに健康行動を実践する**グループダイナミクス**の醸成や，健康教育に参加していない他者に健康行動を働きかけられるようになるという個人の**エンパワメント**から派生する集団全体の**コミュニティ・エンパワメント**までを最終目標とする場合もある。

　一方で，健康教育を受ける側である対象者は様々であることから，目標の設定は，対象者の状況（発達段階・生活状況・意識や知識のレベル・特徴）に応じたものであること，目標が達成しやすい（達成したことが把握できる）方法や手段・内容（プログラム）であることを留意する必要がある。

3.4　健康教育の方法

　健康教育の方法は，（1）学習方法，（2）教育方法，（3）教育形式に分類される。

（1）学 習 方 法

① 　問題解決学習：テーマの問題を先に提示し，問題解決→理解からの行動につなげようとするもの。

② 　系統学習（systematic learning）：テーマの理論から応用まで順序立て，理解→問題解決につなげるもの。

③ 　協同学習（グループ学習）：対象者が同質的な役割をもち，課題に効率よく取り組むもの。

④ 　アクティブラーニング（主体的協働学習）：対象者が能動的に目的意識をもって設定さ

れた教育内容について,「考える」という思考を重視したもの。予備学習や調査を含むディスカッション, グループワーク, ディベート (討論) を含む[2]。

(2) 教育方法

① 個別教育:健康相談や健康診査 (健康診断) での対面や家庭訪問等で個別の対象者に対して行われる保健指導, 栄養指導, 運動指導など。最近ではICT (情報通信技術) を用いた個別教育も実施されている。

② 小集団教育:少人数でのグループ活動 (教室)・講座等で, 参加目的が明確な対象者で設定される。

③ 大集団教育:講演会, シンポジウム, パネルディスカッション, フォーラム等多人数を一堂に集めることでの効果を期待しているものがある。ICTを用いた方法もある。

④ 不特定多数者教育:ポピュレーションアプローチとしてのリーフレット配布,ポスター展示, インターネット上の情報掲示・テレビ放送等がある。

(3) 教育形式

① 講義形式

② 話し合い (ディスカッション, グループワーク)

③ 実習による体験や演習 (模擬) 体験形式:調理や運動を実際に行うほか, 新生児人形を用いた育児教室など。

④ ICT形式:コロナ禍で普及したICTによる会議システムを用いて遠隔地でも対面のように実施するもので, 直接応答可能なオンライン形式と録画によるオンデマンド形式がある。

3.5 健康教育の展開における留意事項

健康教育は, テーマに対する対象者の特性に応じて目的と達成目標を明確にした上で, 以下の事項に留意することが必要となる。

(1) 健康教育計画立案

計画の段階でテーマの背景となる対象者の健康状態やその状態に関連する要因を分析した上で, 目的と目標を設定し, 目標達成のために効果的な対象者の選定と規模および招集方法, 学習方法, 教育方法, 教育形式に応じた教育の場の選定と評価方法までを含むプログラム (実施内容と方法) 作成が必要となる。

プログラムは, 意識や行動の変容 (改善) に効果が期待できる理論を, 目的と目標に沿って選択し活用するほか, 講師や教材・媒体の選定および対象者への周知方法の選定を行う。地域・職域・学校では, その健康教育計画に応じた予算の明確化を行い, 実施年度までに予算を獲得する必要がある。

（2）実　　施

　健康教育の実際では，対象者の参加状況や反応から計画どおりに進まない状況も発生することがある。特に運動や調理実習等体験を柱とする場合には，参加者の事故などアクシデントへの対応も計画に組み込んでおき，安全に配慮し，応急措置ができるようにしておく必要がある。またコロナ禍においては，感染防止対策も必要であったため，感染予防対策のほか，災害発生時等健康危機時の対応も必要となる。

（3）評　　価

　実施した健康教育は，計画に設定していた目標に対応する効果指標を計画の段階で設定しておく。健康管理活動の評価と同様に，参加者数や実施回数であるアウトプット評価，効果としてのアウトカム評価，教育計画の妥当性等のストラクチャー評価や展開のプロセス評価を行う。

　地域保健では，保健事業として健康教育が実施されるため，事業評価として以上の評価が必要となる。

■4. 健 康 相 談

4.1　健康相談の考え方

　健康相談は，地域・職域・学校の分野において，対象者の健康課題や，不安や悩みに対応し解決を図る個人への支援手段である。また，健康相談は法的根拠を基に実施することが明記されている。したがって，すべての人々を対象としている個別支援活動という位置づけとして，支援をする側は，相談の目的や背景をよく理解した上で，課題解決のために必要な人材や専門職・関係機関との連携を図ることが必要となる。また基本的には，対象者がセルフケア能力の向上によって，意思決定の下に自分で解決していくことを支援する活動である（表7-2）。

4.2　健康相談の方法

　健康相談の方法には，①面談（電話による依頼からを含む），②電話相談，③文書相談，④IT（ICT）による相談（Eメール，LINE等のSNS）がある。また，健康相談を契機として保健指導の展開となることもある。

　対面による健康相談は，対象者の状況が把握しやすい。一方，電話相談やITによる相談は，対象者の表情や心身の状況が観察できない場合もあることから，その状況把握に留意しながら対応していくことが必要となる。

4.3　健康相談の展開

　健康相談の展開では，対象者の健康相談の目的や健康課題，不安や悩みの状況を的確に

表 7-2　対象者別相談事業

対象者	事業（保健事業）	実施者（相談先）	法的根拠
妊産婦	母子保健相談事業 （妊産婦健康相談・家族計画含む）	市町村	母子保健法
乳幼児	乳幼児健康（育児全般）相談 発達相談		
	乳児家庭全戸訪問事業（子育て不安） 子育て支援事業における相談		児童福祉法
児童・生徒	学校における健康相談	校長（学校開設者）	学校保健安全法
女　性	生涯を通じた女性の健康支援事業 （不妊・思春期・更年期含む）	都道府県，政令市，中核市等の保健所	母子保健医療対策等総合支援事業実施要綱
成　人 （労働者）	健康相談	市町村	健康増進法
		事業者	労働安全衛生法
高齢者	介護相談（認知症等）・虐待相談	市町村（地域包括支援センター）	介護保険法
虐　待	児童・障害者・高齢者の虐待相談 （通報）	市町村	児童虐待防止法
			障害者虐待防止法
			高齢者虐待防止法
暴力・性被害	家庭内暴力を受けている人・ 性被害者	都道府県・市町村	配偶者からの暴力の防止及び被害者の保護等に関する法律
ひとり親家庭 生活相談	母子・父子・寡婦家庭	市町村	母子及び父子並びに寡婦福祉法
			母子家庭の母及び父子家庭の父の就業の支援に関する特別措置法
生活困窮者	自立支援相談・就労準備支援・ 子どもへの学習支援	都道府県・福祉事務所を設置する市町村	生活困窮者自立支援法
障害者	一般相談支援	市町村	障害者総合支援法
疾患別	エイズ・性感染症等を含む相談	保健所	感染症の予防及び感染症の患者に対する医療に関する法律 エイズ予防法対策指針
	難病相談（生活支援） 難病相談（医療費助成）	市町村	障害者総合支援法
		都道府県（中核市・政令市）の保健所	難病患者に対する医療に関する法律
	精神保健相談（アルコール・引きこもり・うつ・統合失調症など含む）	精神保健福祉センター・保健所・市町村	精神保健および精神障害者福祉に関する法律（第47～49条）
	心の相談（自殺予防対策）	地方公共団体（市町村）	自殺対策基本法

理解した上で進めていくことが必要となる。展開上の留意事項を以下に示す。

1）相談内容の理解

　相談の意図（目的）が，本人か家族のことか他者のことであるか，心身の状況や不安や悩みの深刻度を理解する。

2）信頼関係の構築

　相談者が安心して話せる信頼関係を構築することが必要である。この信頼関係は相談時

のみでなく，日頃の関係性も影響するので，その点にも注意しておく。

3）状況把握（情報収集）によるアセスメント

　健康状態を示す情報があれば，その情報に基づき関連する事項を把握しながら，情報の整理統合を行い，支援の必要性の判断からの優先順位の設定と具体的支援方法の検討を行う。この過程では，相談者の話に対して，不安や悩みを受け止める傾聴と，共感する・確認する・整理する等カウンセリングの手法が必要となる場合がある。

4）課題解決のための支援

　相談者のセルフケア能力に基づき，セルフケアできること，支援者として行うことが可能なこと（医療機関や関係者へのつなぎ）を明確にした上で，相談者の意思決定（同意を得る）を促し対応方法を検討していく。本人との面談だけでは解決が困難な場合には，課題の背景を確認し，家族の支援を得る等の対応方法を検討するために家庭訪問を行うほか，受診勧奨（医療機関の紹介を含む），公的支援機関の紹介，健康教育への参加を促す等，ほかの支援活動との併用を行いながら，当事者のセルフケア能力の向上と重症化（深刻な危機化）防止および地域での生活維持を図る。

5）記録の作成と保管

　相談記録を作成し，継続的な支援となるときの支援計画に活用する。また相談記録は，他機関や関係者との情報共有や連携の際にも必要となる。個人情報であるため，保管方法等情報管理にも留意する。

6）評　　　価

　個別相談の結末としての評価と健康相談事業全体の評価を行う。健康課題解決に向けた対応方法としての評価を行った上で，健康課題の状況から，次期の計画（事業計画）に生かしていく。評価方法は，健康管理活動の評価と同様である。

■5．健康診査・スクリーニング

5.1　健康診査・スクリーニングの考え方

（1）健康診査とは

　健康診査は，個人の健康状態を評価し，特定の疾患（がん，心臓病，脳卒中などの生活習慣病など）や健康リスクを早期に発見するために行われる医療検査のプロセスである。個人の健康状態の評価としては，身体測定，血液検査，尿検査，視力検査，聴力検査などの検査が行われる。また，健康への影響を評価するために，喫煙，飲酒，運動，食事習慣などのライフスタイルに関する問診も行われる。疾病の早期発見のためには，スクリーニング検査が行われる。例えば，がんスクリーニング（乳がん，大腸がん，肺がんなど）では，早期発見を目的として，特定のスクリーニング検査（マンモグラフィ（乳房X線撮影），便潜血検査，CTスキャンなど）が実施される。

（2）スクリーニングとは

　スクリーニングは，特定の疾患に罹っていると疑われる者（被験者）を，一定の検査項目によって，ふるい分けするための検査であり，疾病を確定するためのものではない。スクリーニングの目的は，疾病の可能性のある者を早期発見し，早期治療することであり，つまり疾病の二次予防となる。疾病を確定するための精密検査は，被験者への肉体的・精神的負担が大きく，費用や時間もかかるため，簡便で安価なスクリーニング検査によって精密検査に回す被験者を絞り込むことで，効果的な二次予防の実現が可能となる。スクリーニングは被験者が無症状の状態で行われることが多く，個人が特定の健康問題を自覚していない場合でも，潜在的な問題を発見するのに寄与する。またスクリーニングは，健康管理の一環として，特に，特定のリスクをもつ人々や特定の年齢層に対して推奨されることが多い。

5.2　健康診査・スクリーニングの方法

（1）健 康 診 査

　健康診査は，個人の健康状態を評価し，早期に健康問題を発見するために行われる重要なプロセスである。一般に健康診査を受けるためには，医療機関やクリニック，人間ドックでの申し込みが必要となる。母子保健では，妊産婦健診，1歳6か月児健診，3歳児健診などが行われている。学校保健では，就学時および学校（小学，中学，高校，大学）での定期的な健康診断が年1回行われている。産業保健としては，雇い入れ時や，年1回の定期健康診断，特殊健康診断が行われている。成人・老人保健としては，特定健診やがん検診などが行われている（p.139参照）。

　基本的な検査には，身長と体重・血圧の測定，医師による聴診器を使った心肺音の確認や診察，視力検査など健康診断や健康診査の項目として設定されている検査が含まれる。血液検査では，血液を採取し，血液中の様々な数値（赤血球数，白血球数，ヘモグロビン，グルコース，肝機能や脂質，コレステロールなど）が検査される。尿検査では，尿を採取し，潜血反応や尿中たんぱく・尿糖など腎臓や尿路の異常，糖尿病の兆候などが検査される。必要に応じて，追加検査として，肺X線検査（健康診断としては結核健康診断を含むもので成人では必須），超音波検査，心電図検査，MRI，CTスキャンによる検査も行われる。医師による問診では，食事，運動，喫煙，飲酒などの生活習慣に関する指導も行われる。後日，健康診査結果が各自に提供され，万が一異常が見つかった場合は，専門機関での精密検査が促されることになる。

（2）スクリーニングの検査

　スクリーニングは，特定の健康問題や疾患を早期に発見し，治療や管理の機会を提供するための検査や評価プロセスである。身体を視覚的，触覚的に評価する方法では，例えば，乳がんのスクリーニングでは，乳房の触診が行われる。また肺がんなどのスクリーニングでは，胸部X線が使用され，内部の異常や腫瘍を可視化するのに役立てている。特定の生物学的マーカーを測定し，異常を検出する方法では，例えば，糖尿病のスクリーニングに

は空腹時血糖値測定が用いられ，AIDS（HIV 感染症）のスクリーニングには HIV 抗体検査が使用される。遺伝的リスクや遺伝子変異を特定するために使用される方法では，例えば，乳がんの家族歴のある人々には，**BRCA 遺伝子検査**が用いられる。スクリーニングの一部として，特定の健康リスク因子に関する質問紙による診断が行われる方法では，例えば，うつ病のスクリーニングでは，被験者に対するうつ病症状に関する質問が行われる。

（3）スクリーニングの条件

スクリーニングを行うための条件は，以下のようなものとされている。
・対象疾患の有病率や罹患率が高いこと
・集団に対して実施が可能であること
・精度（敏感度，特異度）が高いこと
・費用対効果が優れていること
・有効性がある（エビデンスがある）こと
・安全な方法であること
・変動が少なく再現性があること
・方法が簡単であること
・苦痛や危険が少ないこと　など
スクリーニング検査と精密検査との相違を表 7-3 に示す。

（4）スクリーニングの精度

スクリーニングにおける検査管理表を表 7-4 に示す。スクリーニングにおいて疾病と

表 7-3　スクリーニング検査と精密検査との相違

スクリーニング検査	精密検査
精度（敏感度・特異度）がよい検査	疾病の確定診断に必要な検査
簡便であること	必ずしも簡便性は求めない
費用対効果が優れている	コストは確定診断を優先
所要時間が短い	所要時間は確定診断を優先
侵襲性（身体に及ぼす物理的負担や影響）が低い	侵襲性は確定診断を優先
有効性（エビデンス）がある	有効性（エビデンス）がある
対象疾患の有病率や罹患率が高いこと	必ずしも有病率や罹患率の高さは求めない

表 7-4　スクリーニングにおける検査管理表

	疾病あり	疾病なし	計
陽性	a	b	a＋b
陰性	c	d	c＋d
計	a＋c	b＋d	a＋b＋c＋d

判断（陽性）するかどうかの基準値を**カットオフ値**と呼ぶ。カットオフ値によって，検査を受けた者を，陽性と陰性にふるい分けを行う。ただし，カットオフ値より検査値が高い場合を陽性とするか，低い場合を陽性とするかどうかは，疾病や検査によって異なる。例えば，糖尿病を判定するための血糖値や，高血圧を判定するための血圧値などは，カットオフ値よりも高い検査値の場合を陽性と判断する。逆に，低栄養を判断するための上腕周囲長などは，カットオフ値よりも低い検査値の場合を陽性と判断する。

　スクリーニングは簡便な検査であり，あくまでもふるい分けを行うためのものである。よって，有病者（疾病あり）を完全に陽性と判定するのは難しい。表 7–4 の中で，有病者（疾病あり）のうち，スクリーニングで陽性と判断された人は真陽性（a），陰性と判断された人は偽陰性（c）となる。また健常者（疾病なし）のうち，スクリーニングで陰性と判断された人は真陰性（d），陽性と判断された人は偽陽性（b）となる。つまり，スクリーニングは，真陽性と真陰性が多く，偽陽性や偽陰性が少ない検査ほど優れたスクリーニングとされるのである。

（5）スクリーニングに関連する指標

　スクリーニングの精度を表す指標について説明する。

1）敏感度（感度）

疾病に罹っている人がスクリーニング検査で正しく陽性と判定される割合である。
検査による疾病発見能力を表す。値は高いほどよいものと考える。

$$敏感度の計算式 \quad = \quad \frac{a}{a+c} \times 100 \,（\%）$$

2）特　異　度

疾病に罹っていない人がスクリーニング検査で正しく陰性と判定される割合である。
健常者を陽性としない能力を表す。値は高いほどよいものと考える。

$$特異度の計算式 \quad = \quad \frac{d}{b+d} \times 100 \,（\%）$$

3）偽 陽 性 率

疾病に罹っていない人がスクリーニング検査で誤って陽性と判定される割合である。
健常者を誤って陽性としてしまうことを表し，値は低いほどよいと考える。

$$偽陽性率の計算式 \quad = \quad \frac{b}{b+d} \times 100 \,（\%）$$

ちなみに，特異度と偽陽性率を足すと，100％となる。

4）偽 陰 性 率

疾病に罹っている人がスクリーニング検査で誤って陰性と判定される割合である。
有病者を誤って陰性として，見落としてしまうことを表し，値は低いほどよいと考える。

$$偽陰性率の計算式 \quad = \quad \frac{c}{a+c} \times 100 \,（\%）$$

ちなみに，敏感度と偽陰性率を足すと，100％となる。

5）陽性反応的中度

スクリーニング検査結果で陽性となった人のうち，実際にその疾病に罹患している人の割合である。有病率の影響を受ける。

$$陽性反応的中度の計算式 \quad = \quad \frac{a}{a+b} \times 100 \ （\%）$$

6）陰性反応的中度

スクリーニング検査結果で陰性となった人のうち，実際にその疾病に罹患していない人の割合である。有病率の影響を受ける。

$$陰性反応的中度の計算式 \quad = \quad \frac{d}{c+d} \times 100 \ （\%）$$

7）有　病　率

スクリーニング検査対象集団において疾病の罹患者が存在する割合である。

$$有病率の計算式 \quad = \quad \frac{a+c}{a+b+c+d} \times 100 \ （\%）$$

（6）スクリーニングに影響する要因

スクリーニングの精度に影響する要因を説明する。

1）有　病　率

スクリーニングにおける敏感度（感度）や特異度は，検査に固有の性能であるため，どのような集団で検査を行ったとしても割合の数値は同等となる。しかし，陽性反応的中度と陰性反応的中度は，集団の有病率の影響を受ける。例えば，有病率の高い地域（集団）でスクリーニングを行った場合，陽性反応的中度は高くなり，逆に，有病率の低い地域（集団）で行った場合は，陽性反応的中度は低くなる。つまり，有病率が低い地域（集団）では偽陽性者が多く発生してしまうため，検査の効率が悪くなってしまう。スクリーニングは，有病率の高い地域（集団）にこそ適しているといえるのである。

2）カットオフ値

スクリーニングにおいては前述したとおり，検査を受けた者を陽性とするか陰性とするかのふるい分けの判断基準にカットオフ値を用いる。カットオフ値を変更することで，スクリーニングの精度である敏感度や特異度に影響を与えることになる。例えば，カットオフ値より検査値が高い場合を陽性とする検査の場合，カットオフ値を高いほうに変更すると敏感度は低くなり，偽陰性率は高くなる。また，特異度は高くなり，偽陽性率は低くなる。逆に，カットオフ値を低いほうに変更すると敏感度は高くなり，偽陰性率は低くなる。また，特異度は低くなり，偽陽性率は高くなる。このように，カットオフ値を変更すると，敏感度と特異度は一方が上がると一方が下がるような，トレードオフのような関係となるのである。スクリーニングにおけるカットオフ値と精度との関係を図7-2に示す。

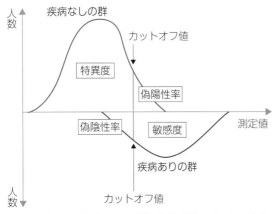

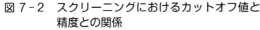

図 7-2　スクリーニングにおけるカットオフ値と精度との関係

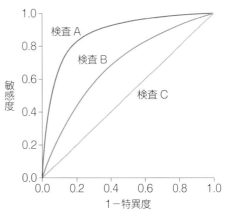

図 7-3　ROC 曲線

（7）ROC 曲線

　スクリーニング検査の性能を比較するときに用いられるのが，**ROC 曲線**（**受信者動作特性曲線**）である。ROC 曲線は，縦軸に敏感度，横軸に 1 - 特異度，つまり，偽陽性率をプロットして描くものである（図 7-3）。性能の評価としては，曲線が左上に位置する検査ほど，スクリーニングとして優れた検査であると評価される。つまり図 7-3 を例にすると，同じ疾患の判定のために 3 つのスクリーニング検査（検査 A，検査 B，検査 C）を行ったとすると，ROC 曲線の結果から，検査 C より検査 B のほうが，検査 B より検査 A のほうが優れた検査と評価される。

■ 6. 健康管理の実際

　健康管理は，対象や健康課題によってその活動の展開は異なる。集団特性の違いによって，地域の健康管理（地域保健），職域の健康管理（産業保健），学校の健康管理（学校保健）に区分できる。また，ライフステージや健康課題によって，母子の健康管理（母子保健），高齢者の健康管理（高齢者保健・介護），心の健康管理（精神保健），歯科・口腔の健康管理（歯科口腔保健）などが考えられる。

6.1　地域の健康管理（地域保健）

　地域保健は，地域に居住する住民の自主的な健康増進を支援する実践的な保健活動である。生涯を通じて継続的な健康管理を行うには，職域や学校での健康管理と連携することが重要である（図 7-4）。

　地域保健の活動拠点は，保健所と市町村保健センターである（第 6 章 p.123 参照）。さらに，地域住民の多様なニーズにきめ細かく対応するため，**ソーシャルキャピタル**（地域に根ざした信頼や社会規範，ネットワークといった社会関係資本等）の活用が重要である。保健所や

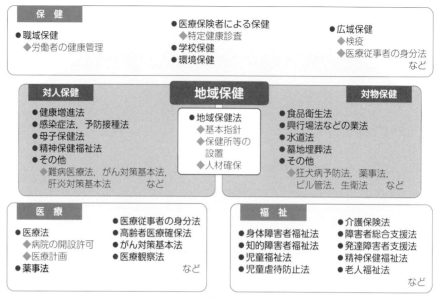

図7-4 地域保健の概要

出典）厚生労働省：地域保健に関する様々な施策.

市町村が，地域の自治会，ボランティア，NPO法人，企業などと連携し，核となる人材を育成しながら持続可能な健康づくりを行うことで，地域全体の健康増進と健康格差是正を目指している。

また，近年多発する自然災害，広域で発生する感染症や食中毒など，地域住民の健康に被害を及ぼす健康危機事案が発生した際は，保健所が地域における**健康危機管理**の拠点として位置づけられている。関係機関と連携して，平時から情報収集・分析，非常時に備えた体制整備を心がけるとともに，発生時には原因究明や被害拡大防止，事後対応を行うこととされている。

6.2 職場の健康管理（産業保健）

（1）産業保健における健康管理

産業保健における労働者に対する健康管理は，**労働安全衛生法**によって規定されている。労働衛生では，労働者が働く環境である**作業環境管理**，労働の内容や量と質である**作業管理**，そして**健康管理**の3つを柱としている。

健康管理は，労働者の作業環境や作業による健康影響である**職業病**や**作業関連疾患**および作業中の傷病（業務上疾病）である労働災害を防止し，労働者の安全と健康の保持・増進を図るものであり，労働安全衛生法では事業主の義務とされている。

健康管理の展開は，労働者の健康状態を把握観察する各種健康診断の実施による異常の早期発見，健康影響の評価（悪化防止）による事後措置としての保健指導や適正配置が行われる（表7-5）。

表 7-5　労働安全衛生法関連 3 管理の内容

作業環境管理			有害物質であり拡散しやすい有機溶剤や特定化学物質を扱う環境 騒音・粉じんが発生する場所・暑熱寒冷・放射線が発生する環境 ＊特に有害が明確な特殊健康診断対象の作業場は作業環境測定が必要
作業管理	作業形態		重量物取り扱い・中腰姿勢・反復作業・視覚影響
	作業の仕方		夜勤を含む交代制・単純作業・質や時間の過重
	作業者特性		女性・高齢者・障害者
健康管理	健康診断		雇い入れ時健康診断：雇い入れ時 1 回のみ
			一般健康診断（特定健康診査含む）：1 年に 1 回
			海外派遣労働者（6 か月以上）：赴任前と帰国後
			特定業務者健康診断：6 か月に 1 回
			特殊健康診断・じん肺健康診断（じん肺法）：6 か月に 1 回
	ストレスチェック		ストレスチェック（23・57・80）項目いずれか：1 年に 1 回
	保健指導と事後措置	保健指導	産業医・保健師・栄養士等による指導
			再・精密検査や治療のための受診勧奨（結果把握）
			食事・運動・休養（睡眠）の保健指導
		適正配置 ＊必要時	医師の意見聴取（診断）により以下の措置を行う 就業場所の変更・作業転換・労働時間短縮等

出典）厚生労働統計協会：国民衛生の動向 2023/2024，pp.313-320，2023．

（2）健康管理業務を行う産業保健スタッフ

　労働安全衛生法では，常時 50 人以上の労働者を雇用している事業場主には，安全と健康を維持するための労働衛生体制として，**産業医**と**衛生管理者**（危険作業がある場合には安全管理者）を選任し，労働基準監督署への届け出が義務化されている。

　この体制の中で保健師や看護師等の産業看護職は労働安全衛生法上規定されていないが，健康管理に従事する産業保健スタッフには看護職である保健師・看護師，栄養士，心理職（臨床心理士），事業場によっては理学療法士・健康運動指導士や歯科衛生士を雇用している事業場もある。常時 50 人未満の労働者数である小規模事業場は，産業医の選任が義務化されていないため，健康診断後の事後措置については，事業場主が申請を行うことによって，都道府県に設置されている**産業保健総合支援センター**の下部組織である**地域産業保健センター**（地域窓口）の登録産業医・登録保健師による支援を受けることができる。この支援としては，保健指導や適正配置の支援のほかに，過重労働対策やストレスチェック後の医師面接等も利用可能である。

（3）産業保健分野の健康課題への対応

1）職業病・作業関連疾患・業務上疾病対策

　職業病として健康に特に有害な影響を及ぼすことが明らかな環境や化学物質を取り扱う作業環境と作業においては，健康診断として**特定業務者健診**（暑熱や寒冷・騒音などの環境

や深夜作業等）・**特殊健康診断**等が実施され，健康状態のスクリーニングを行い，その結果に基づき，作業環境管理や作業管理および健康管理としての事後措置が行われる。また，特に有害な健康影響を及ぼすことが明らかな環境や化学物質を取り扱う作業環境と作業を行った労働者に対しては，本人の申請により健康管理手帳が交付され，退職後も健康診断を受診できる。

　作業関連疾患には，精神疾患，脳血管疾患，心臓疾患，糖尿病等の慢性疾患がある。過重労働や職場におけるストレス等，業務と発症との因果関係が明確になった場合には，**労働災害**として認定される。

2）生活習慣病対策

　定期健康診断（特定健康診査受診者の同項目含む）の有所見者（異常値がある者）率は，2022（令和 4）年で 58.3％となっており，検査項目では血中脂質が 30％を超え，肝機能と血圧が 17％であることから，食生活と運動（身体活動）の改善，適正飲酒と禁煙による生活習慣病の予防と重症化予防が重要となっている。

3）メンタルヘルス対策（心のケア）

　職域におけるメンタルヘルス対策は，ストレスを感じうつ病等で休業する労働者が増加したことを背景として，2000（平成 12）年に職場における心の健康づくりの指針により，①セルフケア（労働者自ら行うケア），②ライン（上司）によるケア，③産業保健スタッフによるケア，④ EAP（employee assistance program）等の事業場外資源によるケアの 4 つのケアが開始され，2006（平成 18）年の労働者の心の健康の保持・増進のための指針によって強化された。

　さらに，2015（平成 27）年には労働安全衛生法改正による心の状態のスクリーニングとして**ストレスチェック制度**が開始された。チェック数によって，**高ストレス者**となった者で希望者には医師の面接を行うこととなっており，必要時には医療機関受診を勧奨する。ストレスチェックに用いる**職業性ストレス簡易調査票**には，23 項目・57 項目・80 項目があり，事業主が選択可能となっているが，80 項目のストレスチェックでは**ハラスメント**の有無が確認可能となっている。このストレスチェックの結果は，労働者が自分のストレス状況を理解するセルフケア・高ストレス者の早期発見と早期受診・職場環境改善に活用することとなっている。しかし，作業関連疾患である精神疾患（自殺による死亡含む）と脳・心臓疾患による労働災害の申請および認定者数は，脳・心臓疾患は減少傾向にあるものの，精神疾患は，ストレスチェックやその他のメンタルヘルス対策が強化されているにもかかわらず増加傾向にあることから，過重労働やハラスメントに対するさらなる対策の強化が必要となっている。

　職場のパワーハラスメントとは，職場において行われる，①優越的な関係を背景とした言動であって，②業務上必要かつ相当な範囲を超えたものにより，③労働者の就業環境が害されるものであり，①から③までの 3 つの要素をすべて満たすものをいう。

　2020（令和 2）年の**労働施策総合推進法**制定により**ハラスメント対策**は事業主の義務とされ，2022（令和 4）年からは，中小企業にも対策および措置の義務化が拡大された。ハ

ラスメントを含むメンタルヘルス不調（心の健康課題）で休業した労働者に対しては，職場復帰希望者への支援が，産業医，保健師，心理職によって行われる。このように産業保健分野では，心のケアシステムが構築されてきている。

4）過重労働対策

1日8時間で週40時間が一般的な労働者の労働時間であるが，それらを超えた残業や休日出勤による過重労働は，睡眠時間の確保が困難になることから疲労蓄積につながり，脳血管疾患や心疾患，ひいてはうつ病等の精神疾患発症と関連することが明らかとなった。そのため，2006（平成18）年の過重労働による健康障害防止のための総合対策および労働安全衛生法改正により，事業主は労働者の時間外労働や休日労働時間の実態を正確に把握し，80時間/月を超えた労働者に対して医師の面接指導を行い，心身の健康影響がある場合には，必要な措置をとることが開始された。その後2008（平成20）年には，小規模事業場も対象に拡大された。2020（令和2）年の労働安全衛生法改正により，労働者の区分を，労働者，研究開発業務従事者，高度プロフェッショナル制度適用者の3つに分け，労働時間の設定区分をその業務特性に応じて変更し，医師の面接指導を行うこととされた。

5）治療と仕事の両立支援

2020（令和2）年施行の**労働施策の総合的な推進並びに労働者の雇用の安定及び職業生活の充実等に関する法律**により，がん，脳卒中，難病，肝疾患，心疾患，糖尿病等の患者で，仕事をしながら治療をしている労働者に対する**治療と仕事の両立支援制度**が開始された。このガイドラインは2016（平成28）年に公表されており，まだ開始間もないが，産業医や保健師は，主治医と事業場の間に立って職場の理解を得ながら，上記の疾病を保有する労働者の心のケアや体調管理への支援を行いつつ就業上の配慮を行っていくことが求められている。2023（令和5）年に改正されたガイドラインでは，若年性認知症が加えられた。

6）女性の健康課題への対応

妊娠や出産後も働く女性に対しては，産前産後休業のほか妊娠出産前後の業務制限が**労働基準法**に明記されており，また，**男女雇用機会均等法**における母性健康管理の措置として，妊娠した際の心身の健康状態に応じて母性健康管理指導事項連絡カードにより主治医の意見書が職場に提出された場合には，事業者は必要な措置を行うこととなっている。さらに最近では，母性機能の保護だけでなく，**育児・介護休業法**に伴う**セクシャルハラスメント**および**マタニティハラスメント**や産後の心身の変化に伴うメンタルヘルスの変調に対する支援やケアが必要となっている。それらのハラスメント対策は，男女雇用機会均等法および育児・介護休業法の改正により事業主に義務化された。また，女性は更年期にも心身の変調をきたしやすいことから，その時期の心身の健康状態に応じた対応も必要となる。

7）高年齢労働者への対応

わが国の高齢化の加速と，産業現場での定年年齢や定年後の収入源となる年金支給年齢との不一致，労働力不足に対する若者の雇用拡大への偏りなどの背景から，1971（昭和46）年に「**高年齢者の雇用の安定に関する法律**」が制定され，その後の定年延長や中高年世代の労働力確保につながった。さらに，近年の少子化と生産年齢人口の減少による労働

力の不足により 60 歳定年が 65 歳に延長され，65 歳で定年になっても再雇用による就労継続を図る事業場が増加しており，2022（令和 4）年の労働力調査によると，65 歳以上の雇用高年齢就業者は 530 万人と過去最高となった。しかしその一方で，加齢に伴う視力・聴力・筋力等の身体機能の低下を背景とした 60 歳以上の転倒や転落等の労働災害が全体の 28.7％を占めるなど[3]，高年齢労働者の労働災害防止対策が急務となっており，労働安全衛生法第 62 条においても，事業主に対して高年齢労働者の心身の条件に応じて適正な配置を行うように努めることを求めている。これらを受けて，2020（令和 2）年に「**高年齢労働者の安全と健康確保のためのガイドライン**」が策定され，高年齢労働者の特性に配慮した職場環境の改善，作業管理・健康管理としての健康状態ならびにフレイルチェックを含む体力測定による身体機能の把握を行い，それらを活用した安全衛生教育の実施等が提示された。また，これらのプロセスをまとめた職場改善ツール「**エイジアクション 100**」が開発され，活用を推奨している。

6.3　学校の健康管理（学校保健）

　学校保健の対象は，幼稚園から大学生までの文部科学省管轄教育機関の児童・生徒および教職員である。

　学校保健は，**保健教育**と**保健管理**と組織活動の 3 つの領域で構成されているが，ここでは健康管理である保健管理の内容について概説する。

　保健管理には，対人管理である**心身の管理**と**生活の管理**，対物管理である**学校環境管理**がある。対人管理には，健康診断の実施による事後対応と日々の健康観察に伴う健康相談活動，疾病（感染症含む）予防，学校生活における傷病発生時の救急措置が含まれる。

（1）健康診断の実施と事後指導

　学校保健安全法を法的根拠とした健康診断には，小学校就学前に学校所在地の教育委員会が実施する**就学時健康診断**と毎年学校で実施される**健康診断**，教職員を対象とした健康診断がある。

1）就学時健康診断

　就学時健康診断は，小学校入学前（6 歳で小学校入学の 4 月前まで）に入学児童の健康状態を確認し，治療が必要な疾患がある場合には，保護者が適切に児童の治療を行い，就学が可能な状態で入学するように努めること，入学の措置として，通常学級での教育が困難な場合には，特別支援学校への就学について教育委員会が指導し適切な措置を行うこととなっている。地域保健では，3 歳児健康診査まで児童の心身の健康状態を把握できていることから，就学時の措置については，地域の保健師を交えた検討会が行われている。

2）健康診断

　児童・生徒の健康診断は，毎年 6 月 30 日までに実施することとなっており，健康診断の項目として，健康状態に関する調査としての**保健調査**と健康状態を把握する項目で構成されている（表 7-6）。健康診断の結果通知は，21 日以内に児童・生徒，保護者に行うこ

表 7-6　学校における児童・生徒の健康診断項目

健康診断項目	検査方法（表記含む）
保健調査	現病歴（治療状況）・既往歴・予防接種状況・内科・皮膚科・耳鼻科・眼科・歯科・整形外科の各自覚症状・脊柱側弯症チェック（家庭）・家庭から学校への連絡事項　＊小中高・高専全学年対象
身長・体重	身長計・体重計による計測・身長曲線・体重曲線等の活用
栄養状態	栄養不良又は肥満傾向 ＊肥満度＝(実測体重−身長別標準体重)/身長別標準体重×100(％)
脊柱及び胸部・四肢の状態	視診：四肢の形態及び発育並びに運動器の機能の状態
視　力	視力計（ランドルト環） 1.0 以上（A），1.0 未満 0.7 以上（B），0.7 未満 0.3 以上（C），0.3 未満（D）
聴　力	聴力計（オージオメーター）1,000 Hz：30 dB 又は 4,000 Hz：25 dB
眼の疾病及び異常の有無	問診・視診：但し小学校 4・6 年，中高 2 年は除外可
耳鼻咽喉疾患・皮膚疾患の有無	問診・視診：病名又は異常の明記（アトピー等）
歯及び口腔疾病・異常の有無	問診・視診
結核の有無	問診・聴診，打診 ＊必要時胸部エックス線検査（高 1 大学 1 年全員検査）・喀痰検査
心臓の疾病・異常の有無	問診・聴診・心電図検査（小・中・高校の 1 年生対象）
尿	蛋白，糖（試験紙法）

出典）公益財団法人日本学校保健会：児童生徒等の健康診断マニュアル平成 27 年改訂，2015.
　　　https://www.gakkohoken.jp/book/ebook/ebook_H270030/index_h5.html

とが**学校保健安全法施行規則**第 9 条に定められている。また同条には，健康診断の結果により，さらに必要な検査（精密検査）の勧奨，治療が必要な場合の受診勧奨ならびにその結果に基づいた療養指導，学習上での運動制限や作業の軽減，修学旅行等の郊外活動への参加，学習環境への配慮，その他健康状態に応じて適切に保健指導を行うことが示されている。事後指導は，養護教諭，担任教員のほか，学校保健安全法第 23 条に基づき，**学校医，学校歯科医，学校薬剤師**が保健管理上の事後指導を行う。

　事後指導については，その検査項目の内容や保健調査で把握した事項と照らし合わせた上で，結果通知の記載内容を検討し，保護者の理解を得て速やかな精密検査や医療機関受診につながるように配慮することが必要となる。また，受診した結果表（主治医の意見が記述されたもの）を踏まえた対応の検討を行い，定期的な健康観察・健康相談・保健指導に活用する。

3）教職員の健康診断

　教職員の健康診断は，労働安全衛生法の一般健康診断ならびに特定健康診査の項目に

沿ったものとなっている。実施期間は 6 月 30 日までが困難な場合には，受診可能な時期に行うとされている。事後措置については，健康診断を行った医師が，生活規正の面および医療の面の区分を組み合わせて指導区分を決定し，学校の設置者は，医師の指導区分に基づき，休業による療養，勤務場所・時間等の制限，残業の制限等必要な措置を行うこととされている。

（2）集団としての健康診断結果の活用

　児童・生徒の健康診断の結果を集計分析することで，学校の健康課題の明確化が可能となり，その結果を基に学校保健の年間を見通した総合的な基本計画がなされ，保健教育・保健管理・組織活動が構成要素であり評価項目でもある**学校保健計画**の立案に役立てる。また，配慮を要する児童・生徒等について把握するとともに，個々の配慮事項についての共通理解を図り，学習・運動・学校行事等について，個々に応じた対応措置の明確化を行う。また学校環境管理にも活用し，机や椅子の適正化，低視力者等配慮を要する児童・生徒に対する座席の変更など必要な配慮を行い学習環境を整える。さらに，学校における健康課題を協議し，健康づくりを推進する組織である**学校保健委員会**においても健康診断分析結果を活用し，学校と地域の健康課題の対応を検討していくことが可能となり，学校保健計画立案にも活用することで課題対応と保健管理の評価にもつながる。

　学校における健康診断結果の全国集計である 2022（令和 4）年学校保健統計における有所見で最も多いのは，**裸眼視力 1.0 未満の割合**で，小学 6 年生では約 5 割，中学生で約 6 割，高校生で約 7 割を占め，経年的にも増加傾向となっており，この要因としてゲームや携帯電話，コロナ禍での ICT 機器の使用頻度の増加と戸外活動の減少等の生活環境が影響していることが考えられる。その次が**う歯保有**で，小学生で 4 割，中学生で 3 割，高校生で 4 割となっているが，経年的には減少傾向にある。

（3）新たな健康課題への対応
1）アレルギー疾患への対応

　アレルギーを保有する国民が増加していることを受け，2016（平成 26）年に**アレルギー疾患対策基本法**が制定された。同法第 9 条では，学校設置者に対し，適切な医療的，福祉的または教育的配慮をするよう努めなければならないと明記されている。主要な疾患としては，気管支ぜん息，アトピー性皮膚炎，花粉症，食物アレルギー等があるが，学校保健統計においても**アレルギー疾患**の有病率が増加している。特に食物アレルギーについては，食物アレルギーを有する児童・生徒にも給食を提供することとなっており，「学校のアレルギー疾患に対する取り組みガイドライン」に基づき，医師の診断による「学校生活管理指導表」の提出を必須とし，原因食物の完全除去対応を，**管理栄養士**による献立作成や調理員の調理手順等で行うこととされている。対応前には保護者との面談による情報把握を養護教諭，**栄養教諭**，**学校栄養職員**，担任で行い，取り組みプラン案の作成を行うほか，医療機関や救急車を出動する消防署との連携，すべての教職員が食物アレルギーやアナ

フィラキシーを正しく理解し，不測の事態には死に至る場合もあるため，発生したときに対応できるようにしていくことが必要となる[4]。

2）学校における心のケア

災害発生や事故・事件による児童・生徒の心のケアについては，文部科学省が2014（平成26）年に「**学校における子供の心のケア**」を公表し，教職員による健康観察の必要性，危機発生時の健康観察のポイント，学校における心のケアの基本や健康相談のポイント等を具体的に示している。児童・生徒へのカウンセリングや教職員・保護者への助言等を行い，問題行動等の未然防止，早期発見・早期対応を図る職種として**スクールカウンセラー**が対応するようになり，常時対応ではなく，必要時に対応という形式でスクールカウンセラー活用事業で配置されている。

（4）運動機能・体力低下について

1）運動機能と体力の低下の現状

文部科学省では，1964（昭和39）年以来，「**体力・運動能力調査**」を実施して，国民の体力・運動能力の現状を明らかにし，体育・スポーツ活動の指導と，行政上の基礎資料として広く活用している。児童・生徒の調査は，国公私立の小学校5年生および中学校2年生を対象とした悉皆調査（対象となるものすべてを調べる全数調査）となっており，実技項目は，握力，上体起こし，長座体前屈，反復横とび，20 m シャトルラン（小5）または持久走の選択（中2），50 m 走，立ち幅とび，ソフトボール投げで，運動総時間等の質問紙調査も同時に行われている[5]。

このデータによると，学童期の**体力レベル**は1985（昭和60）年をピークに低下している。2020（令和2）年からの世界的な新型コロナウイルスの感染拡大により，さらにこの体力の低下に拍車がかかったとの報告もあり，体力低下に対する対応は急務の作業といえる[6]。この体力と関係する因子は多くのものが報告されているが，寄与率が高いものとして「運動が好きか・嫌いか」「運動習慣を有しているか」というものがある。運動が好きで運動習慣を有する児童はスポーツテストの点数が高く，運動能力が高いと報告されている。この運動習慣を有するには，日々の成功経験と地域ぐるみのサポートが必要とされている。成功経験とは，「隣の足の速い奴に勝つ！」ということではなく，「昨日できなかったが，今日はできるようになった！」という自分に対することである。自己評価ももちろん重要だが，友だちと，クラスメートと，親と，地域のみんなと，この成功経験を共有することが重要であり，明日への挑戦へと結びつくことになる。

現時点での体力レベルを正確に知り，対応していく必要がある。

2）運動器の健康状態

2014（平成26）年4月30日に，文部科学省から「学校保健安全法の一部改正」により「運動器等に関する検査を必須項目に追加」され，2016（平成28）年4月1日より学校での運動器検診が実施されるようになった。これまで運動器（整形外科）疾患としては，脊柱側弯症や胸郭の検診項目が実施されていたが，新たに上肢・下肢などの四肢や，骨・関節

の運動器障害についての検診項目が加わった。

公益財団法人運動器の健康・日本協会は，児童の運動器障害は1～2割存在すると推定していたが，実際に運動器検診が開始されると，全国平均で16％の児童に運動器障害を有する者がいることがわかった。

奈良県下226名の児童を対象とした調査では，自治体によって多少の差はあるものの，脊柱側弯症や胸郭の検診項目での有訴者は今までと変化はないが，この検査によりスポーツ障害を発見し，受診・治療に至った児童が60％いることもわかった。

運動器の健康状態をチェックする方法として，先述の文部科学省が実施する運動器検診とは別に，スポーツをする児童に対してはスポーツ検診がある。運動器検診は小学校と中学校では義務づけられているが，スポーツ検診は自治体ごとに実施されており，奈良県でも多職種がボランティアで実施する形となっている。奈良県で実施しているスポーツ検診は，野球をする児童には肘検診を実施することで野球肘を，サッカーをする児童には下肢検診で膝に過度の負担がかかることで発症するオスグット病やJones（ジョーンズ）骨折（第5中足骨疲労骨折）を，それぞれ早期発見するようにしている。奈良県の野球肘検診では検診参加者が1,000名を超えるようになったが，これでもまだ野球をするすべての児童を対象とできているわけではなく，運営などにも多々問題があることも報告されている。

このような野球肘検診は日本全国で実施されるようになり，野球では日本臨床スポーツ医学会のデータを基にした投球制限を，（公財）日本少年野球連盟がガイドラインとしてまとめている。それによると，小学部では1日最大70球とし，連続する2日間で105球とする，3連投（連続する3日間）は禁止とする，などといった制限が定められている。

3）運動機能と運動器の健康状態の関係からの運動器障害の予防

文部科学省は，**スポーツテスト**で児童の運動機能を確認し，運動器検診で運動器の健康状態を確認している。良好な運動機能は運動器の健康あってのものであるが，スポーツ検診を実施する中で，運動器の健康状態を損ないながら運動機能が高いもの，つまり，スポーツテストで好成績を出すものが少なくないことがわかった。小学校5年生のスポーツテストと運動器検診の結果をマッチングした結果，スポーツテストの結果が低い群と高い群に，運動器検診で二次検査を必要とする児童がいることがわかった。さらに，スポーツテストの結果が低く，運動器障害を有している児童はすでに受診済みで治療中の者が多かったのに対し，スポーツテストの結果が高い児童で，運動器検診の二次検査を必要とした者は，未受診の状態でスポーツを実施している者が多いことがわかった。

このように，スポーツテストの結果がよく，運動機能を損なう原因の1つとして**オーバーユース**が考えられる。このオーバーユースの予防は，野球では投球制限のような運動制限を行うことと，日々のメンテナンスで可能となる。運動制限は先述の日本少年野球連盟のように，その競技団体が組織だって実施することが望ましい。また，日々のメンテナンスは指導者が正しい知識をもって指導することが望まれる。運動前のウォーミングアップとしての温熱療法や**ダイナミック・ストレッチング**，運動後にはアイシングや**スタティック・ストレッチング**といったように，温熱の考え方，正しいストレッチの指導が必要である。

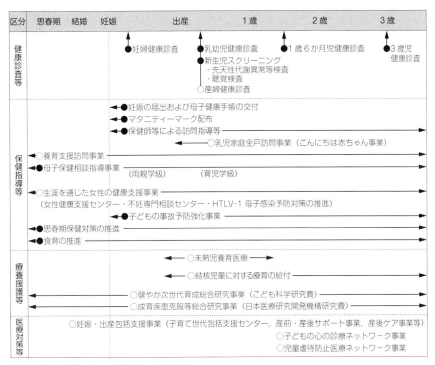

○国庫補助事業　●一般財源による事業

図7-5　母子保健対策の体系

出典）厚生労働統計協会：国民衛生の動向 2023/2024，p.99，2023.

良好な運動機能を一生涯維持していくために，頑強な運動器を小児期より構築していけるよう，運動器障害の早期発見，早期対応が望まれる。

6.4　母子の健康管理（母子保健）

母子保健は，妊産婦や乳幼児の死亡の減少，疾病の予防に加えて，子どもの成長過程をすべて視野に入れ，子どもの健やかな育ちと家庭を支えることを目標としている。わが国の母子保健対策は，思春期から妊娠，出産，新生児期，乳幼児期を通じて，**母子保健法**を中心に関連施策と連携して体系化されている（図7-5）。

母子保健法に基づき，妊娠した者は市町村に届け出し，母子健康手帳の交付を受け，保健指導や健康診査を受けることになる。児が出生した後は，未熟児等への養育医療の給付や家庭訪問，乳児家庭全戸訪問（4か月までの乳児がいる家庭への「こんにちは赤ちゃん事業」は児童福祉法を法的根拠として実施），乳幼児健康診査や健康相談事業，定期予防接種（予防接種法に基づく）など，市町村が多くの母子保健サービスを提供している（第6章 p.114参照）。さらに，新生児への**マススクリーニング**（先天性代謝異常等検査）や**聴覚スクリーニング**により，疾患の早期発見に努めている。

また，近年の生殖補助医療の進歩・普及により，不妊の検査や治療を受けたことのある

夫婦の割合は，約 4.4 組に 1 組と増加している。このような状況を受け，2022（令和 4）年度から人工授精等の「**一般不妊治療**」，体外受精・顕微授精等の「**生殖補助医療**」について，保険適用されることとなった。都道府県での相談窓口の設置や不妊治療と仕事を両立できるような支援が進められている[7]。

6.5　成人・高齢者の健康管理（成人・高齢者保健・介護保険制度と地域包括ケアシステム）

（1）成人保健におけるがん検診・特定健診と特定保健指導

　地域保健における成人の健康管理は，保健事業として，健康増進法で規定されたがん検診，歯周疾患検診，骨粗鬆症検診，肝炎ウイルス検診と，地域の健康課題に対応する形で 40 歳未満の住民に対する健診が実施されているほか，高齢者医療確保法で規定された特定健康診査・特定保健指導によって，健康状態を確認し，生活習慣病の予防と必要時の早期受診と重症化予防が行われている。

1）がん検診の受診率向上と検診結果に対する対応

　第 3 期がん対策基本計画では，市町村がん検診の受診率の目標は 50％とされているが，実際には，職域で働く世代は市町村実施のがん検診を受診しにくいことが背景にあり，受診率は 30％台にとどまっている。この対応として，複数のがん検診を同時に受診できるセット検診や年齢を定めた検診の無料化，受診回数をポイント制とし，インセンティブを付与するなど，地域で受診率向上のための工夫を凝らしている。

　がん検診結果で精密検査や医療機関受診が必要な場合には，市町村から直接該当者に連絡して受診勧奨を行い，結果把握をしている。がん検診受診者数に対し，どの程度がんを発見できたかの確認は，市町村の受診結果を基に都道府県が取りまとめ，国に報告している。またがん検診ではないが，肝炎ウイルス検診は，B 型と C 型肝炎ウイルス検査を 1 回のみ受けウイルス保有（感染の有無）を確認するもので，**肝炎対策基本法**に基づく検査でもある。この肝炎感染には，過去の集団予防接種による注射針や注射器の使い回しが背景としてあったことから，B 型肝炎ウイルス感染との因果関係が明確な場合には，国から給付金が支給される。この肝炎ウイルス検査は，市町村のほかに居住地域の保健所でも受けることが可能である。陽性者には，**インターフェロン療法**など治療が可能な医療機関の紹介を行っている。

　その他の検診の 2020（令和 2）年の市町村実施率は，歯周疾患検診 75.2％，骨粗鬆症検診 59.5％で，結果に基づく保健指導・治療が必要な場合には，医療機関受診勧奨が実施されている。

2）特定健康診査・特定保健指導

　特定健康診査の市町村受診率は，2021（令和 3）年度 36.4％で，特定保健指導実施率は 27.9％となっており，職域である健康保険組合の受診率が 80％，特定保健指導実施が 31％と比較すると低率であるため，さらなる受診率・保健指導実施率向上への取り組みが必要となっている[8]。特定保健指導の積極的支援・動機づけ支援における個別保健指導は

食生活指導が主であることから，**管理栄養士・保健師による指導**が行われているが，運動については，健康運動指導士，健康運動指導実践者が行うことが可能である。

　上記の保健事業の状況を含めた地域の健康課題対応として，保健所が管轄市町村を支援する形式で行う減塩・運動・食育等を含めたモデル事業や，地域の関係団体と連携した保健事業を展開している。

（2）高齢者に対する健康管理（介護保険，ロコモティブシンドロームやフレイル予防含む）

　地域在住の 65 歳以上の高齢者の健康管理は，市町村による健康増進事業（がん検診含む）と特定健康診査（74 歳まで）によって対応されており，75 歳以上は後期高齢者健康診査に基づく対応がなされている。

　2019（令和元）年の統計による介護保険上の課題としては，要介護となる要因として，認知症が 18.1％と最も多く，脳血管疾患（脳卒中）15.0％，高齢による衰弱 13.3％，骨折・転倒 13.0％となっている。高齢者は，筋骨格系の疾患により不活動（閉じこもり）となり，さらに，筋力や体力が低下し衰弱していくという負の循環が考えられることから，**ロコモティブシンドローム予防・フレイル予防**に対する対策が必要となっている。フレイル予防対策として，2020（令和 2）年から，後期高齢者健康診査の問診票にフレイル状況を確認するための 15 項目で構成される問診票が導入された（表 7-7）。フレイルには，**身体的フレイル，精神的フレイル，社会的フレイル，オーラル**（口腔）**フレイル**の 4 つがあるが，疾病保有（治療状況）や栄養状態，社会参加状況から総合的に判断することが必要とされている。

　市町村が実施する介護保険法を法的根拠とした地域支援事業には，一般介護予防事業として，高齢者の身近な場所（公民館等）での通いの場の創設による閉じこもり防止，ロコモティブシンドロームやフレイル予防としての運動教室の開催がある。理学療法士が開発した「いきいき 100 歳体操」は全国に普及しており，下肢筋力低下防止の効果がみられている。また，このような通いの場では，口腔機能向上体操や，認知症予防の脳活性化プログラムを含めた運動等も展開されている。参加者を支援するボランティア育成をすることによって，住民主体の活動となり，ボランティアとして関わっている高齢者の社会参加や，やりがいの創生につながる。個人のエンパワメントだけでなく，**コミュニティ・エンパワメント**向上にも効果があることが報告されている。

　この通いの場に関わる部署は，市町村により，介護保険担当部門，地域包括支援センター等様々であるが，地域保健部門との連携と協働が，事業継続や効果に影響しているとの報告もある。

6.6　心の健康管理（精神保健）

　ここでは，特に地域保健（保健所，精神保健福祉センター，市町村）における心のケアについて，支援が必要な対象者の発見と早期受診・回復期（退院から地域移行）と社会復帰（地

表 7 - 7　後期高齢者の質問票

類型別	No.	質問文	回　答		略
健康状態	1	あなたの現在の健康状態はいかがですか	①よい　②まあよい　③ふつう ④あまりよくない　⑤悪い		質問票① （健康状態）
心の健康状態	2	毎日の生活に満足していますか	①満足 ③やや不満	②やや満足 ④不満	質問票② （心の健康状態）
食習慣	3	1日3食きちんと食べていますか	①はい	②いいえ	質問票③ （食習慣）
口腔機能	4	半年前に比べて固いものが食べにくくなりましたか	①はい	②いいえ	質問票④ （咀嚼機能）
	5	お茶や汁物等でむせることがありますか	①はい	②いいえ	質問票⑤ （嚥下機能）
体重変化	6	6カ月間で2〜3kg以上の体重減少がありましたか	①はい	②いいえ	質問票⑥ （体重変化）
運動・転倒	7	以前に比べて歩く速度が遅くなってきたと思いますか	①はい	②いいえ	質問票⑦ （歩行速度）
	8	この1年間に転んだことがありますか	①はい	②いいえ	質問票⑧ （転倒）
	9	ウォーキング等の運動を週に1回以上していますか	①はい	②いいえ	質問票⑨ （運動習慣）
認知機能	10	周りの人から「いつも同じことを聞く」などの物忘れがあると言われていますか	①はい	②いいえ	質問票⑩ （認知：物忘れ）
	11	今日が何月何日かわからない時がありますか	①はい	②いいえ	質問票⑪ （認知：失見当識）
喫煙	12	あなたはたばこを吸いますか	①吸っている ③やめた	②吸っていない	質問票⑫ （喫煙）
社会参加	13	週に1回以上は外出していますか	①はい	②いいえ	質問票⑬ （外出頻度）
	14	ふだんから家族や友人と付き合いがありますか	①はい	②いいえ	質問票⑭ （他者との交流）
ソーシャルサポート	15	体調が悪いときに，身近に相談できる人がいますか	①はい	②いいえ	質問票⑮ （ソーシャルサポート）

出典）厚生労働省：後期高齢者の質問票の解説と留意事項，2019.
　　　https://www.mhlw.go.jp/content/000605506.pdf

　　域での生活）までの予防医学の二次予防・三次予防の段階に沿って概説する（精神疾患の予防については，第5章 p.102を参照）。
　　なお，ここで扱うものは，統合失調症・気分障害やうつ病，躁うつ病，アルコール依存・その他のアディクション（依存），発達障害・ひきこもり等の行動障害等の精神疾患関連だけでなく，環境要因としての家庭内DV（ドメスティックバイオレンス）・虐待，自殺への対応を含め多様かつ命を守るための危機介入を含み，支援を行う人材による多機関・多職種連携についても説明する。また心のケアについては，個人の健康課題（環境からの影響

含む）だけでなく，災害時や感染症のパンデミック等健康危機発生時への対応も必要となるため，それらについても触れる。

　上記に述べたように，人は生活過程の中で様々な自己および家族の課題，周囲の人々との人間関係から心の健康状態（メンタルヘルス）に影響を及ぼし，その病態として様々な症状や行動を呈する。精神疾患の場合あるいは行動障害の場合には，本人には疾患に罹患したという自覚がない場合もあり，それが家庭内だけでなく，周囲の人間関係や学校や会社といった社会生活にも影響する。しかし，心の問題は，本人が気づいていてもなかなか他者にそのことを言えない，家族が気づいていても家庭内でなんとかしようとすることや，独居である場合または家族システムが機能していない場合には，外部の支援者までたどり着かないといったことから，重大な事件に発展し，最悪の場合，自殺（自傷含む）や他害（傷害や殺人）につながることもある。このような事態を防ぐ地域精神保健の役割として，支援が必要な（ヘルプを求めている）対象者を早期に発見し，適切に医療や支援機関につなぐことが求められている。メンタルヘルスに影響しやすい発達段階別課題については，表7-8 を参照されたい。

（1）早期発見と支援体制の整備による早期対応

　心の支援を必要とする対象者を早期発見する機会は，対象者と地域保健の保健事業で出会ったときの状況把握と，家族や周囲の住民（関係者）からの相談によるものがある（相談事業については，p.132 を参照）。

　対象者自らが相談事業の相談者として対面できた場合には，そのときに把握した状況によって，相談事業の支援体制および支援方法に沿って対応することが可能となるが，この状況判断が重要となる。保健所では，相談事業担当職種として，保健師，精神保健福祉士，精神保健福祉相談員等であり，市町村では，保健師，助産師，発達相談員，栄養士等の専門職や各相談窓口の担当者となる。

　このときの相談の内容および状況によって他の関連部門を紹介（つなぐこと）が必要だと判断したときは，把握した状況と判断が的確に部門担当者に伝わるように留意することが必要となる（相談記録・紹介文等による連絡）。

　相談事業ならびに相談事業以外の保健事業で対象者を把握した場合にも，関係する係員で情報を共有し，支援の方向性を検討した上で，医療機関受診（紹介含む）や継続して関わりをもち経過を把握する必要性を検討し，その経過把握に応じて対応することが必要となる。

　例えば，母子保健においては，妊娠した女性が母子健康手帳交付手続きに市町村保健センターを訪れた際には，切れ目のない支援を展開することを目的とした**子育て世代包括支援センター**が保健センター等に設置されており，保健師または助産師が，女性の生活背景・妊娠に対する思い・経済状況・飲酒喫煙状況等をチェック項目式で把握し，妊娠を喜んでいない場合や，経済状況や家族・本人の年齢（未成年・高齢出産）・心身の状況から支援の必要性を検討できるようになっている（図 7-6）。

表7-8 ハヴィガーストの発達課題（改変）

発達段階	発達課題（抜粋）	健康問題	家庭・社会問題（メンタルヘルス）
乳幼児期	歩行の学習 固形食を食べる学習 話すことの学習 排泄の学習 生理的安定の達成 社会的・物理的現実についての単純な概念の形成 両親兄弟の人間関係の学習 善悪の区別，良心の学習	先天性の疾患 先天性障害 発達遅延 発達障害 難病	地域・家族の育児機能低下 育児不安 経済的不安 虐待
児童期	日常の遊びに必要な身体的技能の学習 生活体としての自己に対する健康な態度の形成 遊び友達を作って，うまく付き合う学習 日常生活に必要な概念の発達 良心・道徳性・価値観の適応的な発達 個人的独立の段階的な達成・母子分離 社会集団や社会制度に対する態度の発達	発達遅延 発達障害 難病 不慮の事故	いじめ 不登校 虐待
青年期	進学や就職 経済的独立の目安を立てる 職業選択との準備（就職活動） 結婚と家庭生活への準備 市民として必要な知的技能と概念の発達 社会人としての自覚と責任，適切な行動 行動を導く価値観や倫理体系の形成	統合失調症・躁鬱 適応障害 悪性腫瘍 不妊症 生活習慣病 ハラスメント 過重労働　うつ病	性被害 ハラスメントによる抑うつ 仕事と家庭生活の両立 引きこもり 自殺・過労死
壮年期	配偶者の選択 配偶者との生活の学習 育児の遂行 家庭の心理的・経済的・社会的な管理 職業に就くこと 市民的責任を負うこと 適した社会集団の選択	悪性腫瘍 生活習慣病 過労 うつ病	保育能力の低下 保育所不足 育児ノイローゼ 経済的な負担 共働きの負荷 DV・ハラスメント 過労死・自殺
中年期	市民的・社会的責任の達成 経済力の確保と維持 子どもの精神的経済的援助 余暇を充実させること 中年の生理的変化の受け入れと対応 年老いた両親の世話と適応	生活習慣病 悪性腫瘍 過労 うつ病 更年期障害 若年性認知症	引きこもり（青年期から継続） サンドイッチ世代 過労死 リストラ・倒産 親の介護 自殺
老年期	肉体的な力，健康の衰退への適応 引退と収入の減少への適応 社会的交流の減少 肉体的に満足な生活を送るための準備 死の到来への準備と受容	生活習慣病 悪性腫瘍 認知症 要介護 うつ病	引きこもり(セルフネグレクト) 独居老人⇒孤独死 老々介護 自殺

　　一定の虐待に関するリスクを保有する妊婦は，**特定妊婦**として**養育支援訪問事業**等家庭訪問等の支援対象となるほか，**要保護児童対策地域協議会**につなげネットワークで連携していくこととなる。また，妊娠や出産に対する不安が強い等の課題がある場合には，継続的に経過をみるための支援計画を個別に立案し，関係機関で情報共有することになっている。育児不安がある，または家族等の支援が受けられない等の出産後には，市町村の**産後**

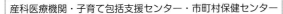

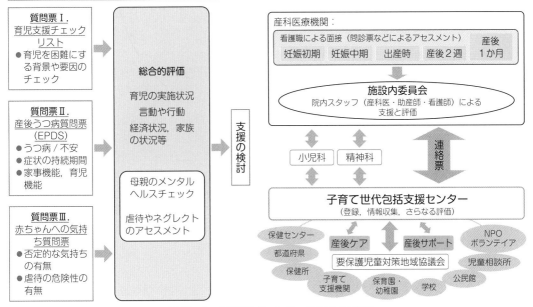

図 7-6　妊産婦メンタルヘルスケア体系

出典）公益社団法人日本産婦人科医会：妊産婦メンタルヘルスケアマニュアル，p.29，p.47，2017.

ケア事業を活用することで，産後の心身の変化への回復と育児の準備ができるようになることを図っており，市町村保健師と産後ケア事業者とで情報を共有することで，今後の課題対応の方向性の検討が可能となる。

　新生児家庭訪問では，**エディンバラ産後うつ尺度**を用いて心の状況を把握し対応することとなっているほか，子育て支援部門と連携を行い，地域で活用できる社会資源の紹介を行い，多角的に対象者をみていき，親としての成長を促していく。このエディンバラ産後うつ尺度は，出産する医療機関（退院時，1か月健診時）や産後ケア事業者で使用し，早期に市町村保健センターに支援が必要と思われる対象者を連絡することで，新生児家庭訪問や里帰り出産後の家庭訪問時に活用することが可能となる。

　また4か月までの乳児がいるすべての家庭を訪問する**乳児家庭全戸訪問事業**（こんにちは赤ちゃん訪問）では，訪問担当は児童民生員や育児経験があり研修を受けた住民等専門職以外の住民が担当する地域もあり，身近な相談者として対応し，地域内で育児をしている母親の孤立を防ぐための**健やか親子21**対応事業である（法的根拠は**児童福祉法**）。

　また，母子保健法で市町村に実施が義務づけられている**1歳6か月児・3歳児健康診査**では，問診票に子育て不安や虐待傾向を把握できる質問が設定されており，直接確認することができるようになっている。虐待家庭の児は乳幼児健康診査を受診しない傾向にあるため，国は市町村に対し健診対象者全数を把握することを求めている。経過がわからない児については，電話や家庭訪問で把握するほか，保育園に通園している場合には，保

育園での様子を把握するなど，すべての児と家庭の状況を把握し必要な対応を行うこととなっており，このようなケアシステムを構築し，それぞれの担当者間での情報共有が早期発見と早期対応で重要となる。

（2）家庭訪問やアウトリーチによる状況把握と対応

家族や周囲の住民からの相談の場合で，精神疾患やひきこもり，セルフネグレクト，虐待のおそれがある場合には，対象者の状況を把握し支援につなげるために家庭訪問を行う場合がある。家族への家庭訪問を行うとして対象者と面接する機会をつくり，本人の困りごとに対応するといった形で信頼関係の構築を図り，発達課題や心身の状況から医療の必要性を検討し受診勧奨を行うほか，家族支援を含め外出の機会をつくり（地域の居場所である社会資源を活用），多機関との連携による訪問（アウトリーチ）支援計画を立案し対応していくことが求められている。一方で，家庭内暴力や虐待（自傷他害含む）がある場合には保護を含めた対応が必要となる。

（3）医療機関受診（入院）

精神疾患による入院治療が必要な状況である場合，本人が入院治療に同意しない場合において，**精神保健福祉法**により，保護者の同意があれば**精神保健指定医**の診察により**医療保護入院**適用となり，保護者が同意しない場合においても精神保健指定医の診察により72 時間の応急入院適用となり，2 名以上の精神保健指定医の診察により自傷他害のおそれがあると判断された場合，**都道府県知事の権限**により**措置入院**適用となる。これらについては，保健所が対応する。以上のような状況下にない場合には，通院可能なメンタルクリニックを紹介し，適切な医療の下に気分や症状の改善を図っていくことが必要となるため，必要時には家族とともに同伴受診をすることも検討する（表 7 - 9）。

精神疾患の場合は，医療につながることで**精神障害者保健福祉手帳**交付の該当（アルコール依存症，発達障害含む）となれば，等級に応じて医療費助成や福祉サービス適用となるほか，就労支援対象となり，主治医を含めた地域での生活を維持する上での個別支援が可能となる。

表 7 - 9　精神科における入院の種類

				入院の種類	精神保健指定医の診察	措置権限	期間	公費負担
本人の同意	あり			任意入院	―	―	―	―
	なし			措置入院	2 名以上	都道府県知事	―	あり
				緊急措置入院		都道府県知事	72 時間以内	あり
		家族等の同意	あり	医療保護入院	1 名	―	―	
			なし	応急入院		―	72 時間以内	

（4）地域での生活維持のための支援

　個別支援としては，入院した医療機関と連携した退院後の生活を想定した**地域移行支援**を保健所が実施するほか，市町村では地域で生活している精神障害者との出会いの場や交流の機会をつくり，家族とともに地域で孤立しない支援が必要となる。支援担当者は，福祉部門や**地域活動支援センター**等の機関と連携し，支援機関連絡会議等での情報共有や経過把握による今後の支援の検討を行っていく必要がある[9]。

（5）自殺の現状と自殺対策

　わが国における自殺者数は，1998（平成10）年に3万人を超えて以降，2006（平成18）年に**自殺対策基本法**が制定され，翌2007（平成19）年に**自殺対策大綱**が策定され，社会問題として国・地方公共団体で対策に取り組むこととなった。2016（平成28）年には，**自殺対策基本法改正**により都道府県と市町村に地域の自殺の現状に対応した自殺対策計画の策定が義務づけられた。これらの対策により2016年以降は2万人台で推移している（図7-7）。

　2022（令和4）年自殺統計による自殺の原因は，第1位健康問題，第2位家庭問題，第3位経済・生活問題（貧困）であるが，自殺に至るまでには，これ以外に表7-8に示した，メンタルヘルスに影響しやすい発達段階別課題が複雑に絡み合った複合的に連鎖した結果ととらえる必要がある。自殺は追い込まれた末の死の選択（生きる希望の喪失，他者への影

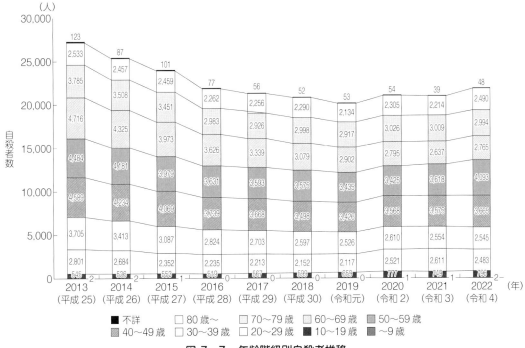

図7-7　年齢階級別自殺者推移

出典）厚生労働省自殺対策推進室，警察庁生活安全局生活安全企画：令和4年中における自殺の状況.

響を断つまたは自殺の意味を伝える手段）であり，計画的なものもあるが，発作的な行動であるとも考えられる。基本的に自殺を考えている人は悩みを抱え込みながらサインを発しているととらえ，自殺は防ぐことが可能であることとして，地域保健では，自殺対策計画に基づき対応していくことが求められている。

　地域保健における自殺対策としては，先述した相談事業の浸透と，対応者が対象者の自殺のサインを読み取り，適切な対応により防止することが最も重要となる。また，市町村や都道府県職員だけでなく，自殺の危険を示すサインに気づき，悩んでいる人に気づき，声をかけ，話を聞いて，必要な支援につなげ，見守ることができる**ゲートキーパー**を地域の中で養成し普及していくことが重要となっているほか，医療機関・学校や職域等関係機関との連携としてのネットワーク構築の推進が求められている。また，自殺未遂者，自殺者の家族への支援として，相談体制整備，**悲嘆へのケア（グリーフケア）**，**ピアサポート**としての自助グループづくりやボランティア養成も重要である。

（6）健康危機発生時の心のケア

　わが国は地震や台風・大雨による洪水等の自然災害発生が多いことから，災害の規模にかかわらず，地域住民の生命維持の危機となる可能性がある。災害による恐怖体験・喪失体験（家族や自宅の喪失）による生活基盤の激変により，なぜこんな目にあうのか，自分だけが助かってよかったのか，今後の生活維持に希望が見いだせない状況は，心身に多大なストレスとしての影響を及ぼし，被災後数日で**急性ストレス障害**を発症する場合もある。さらにその状態が長く続くことによって，トラウマによる**PTSD**（post-traumatic stress disorder：心的外傷後ストレス障害）となる可能性がある。また，被災者の支援を行う行政職員や医療従事者は，過労による**バーンアウト症候群**から自殺に至ることもある。

　災害時は，被災地の医療機関の機能に影響し医療体制が維持できないほか，災害ストレス等により，先述した新たな精神的問題が生じる。その対応として，都道府県および政令指定都市によって組織された専門的な研修・訓練を受けた災害派遣精神医療チームである**DPAT**（disaster psychiatric assistance team）が派遣され，被災地域の精神保健医療ニーズの把握と医療提供支援，保健医療体制との連携，精神保健活動の支援として心のケアを行う。DPATのチーム構成員は交代するが，被災地の状況に応じて3か月間程度活動し，地域の保健医療福祉体制の再整備までの対応を行い，被災地の市町村・保健所・精神保健福祉センターに引き継ぐ役割を担う。

　また，複数回の世界的パンデミックを起こしたCOVID-19感染症の影響は，生活スタイルの急変や感染への恐怖，感染後の後遺症を含め，心身に多大なストレスを与え，強迫性障害，適応障害，うつ病の発症が増加しており，心のケアが重要となっている。

　厚生労働省は，国民を対象としたインターネット調査を実施し，その結果と地域保健における取り組み事例について提示している[10]。取り組み事例では，精神保健福祉センター，保健所，地域コロナ対策本部が連携した感染者がいる場所（ホテルや自宅）や医療従事者がいる病院に出向くアウトリーチ実践，電話相談による対応，誹謗中傷による人権侵害相

談対応を人権担当部門と共有し検討した例，SNS 等の活用した相談対応が示された[11]。

6.7　歯科・口腔の健康管理（歯科口腔保健）

　口腔には，咀嚼（そしゃく）により食物の消化・吸収を促進する機能や，会話によりコミュニケーションをとる機能がある。う蝕や歯周病などの歯科疾患を予防し，口腔の健康を保つことは，全身の健康によい影響を及ぼすだけでなく，食べる喜びや話す楽しみなど，QOL（生活の質）の観点からも重要である。

　わが国では，昭和初期から小児のむし歯予防を中心とした保健活動が実施されてきたが，1983（昭和58）年以降は，成人と高齢者に対する歯科保健対策も実施されるようになり，平成に入り，80 歳で 20 本以上の歯を保つことを目標とした **8020（ハチマル・ニイマル）運動**，一口 30 回以上噛むことを目標とした**噛ミング 30（カミングサンマル）運動**が展開された。2011（平成 23）年には**歯科口腔保健の推進に関する法律**（**歯科口腔保健法**）が制定され，歯科疾患の予防と早期発見・早期治療の促進，乳幼児期から高齢期までライフコースに沿った歯と口腔の健康づくりの推進などに取り組んできた。

　これらの取り組みにより，小児のう蝕の減少や高齢者の歯数の増加など，口腔衛生の改善がみられている。一方で，歯と口腔の健康に関する健康格差，定期的な歯科検（健）診の受診率などにおいて課題が存在しており，より適切なセルフケアや定期的なプロフェッショナルケアの重要性を普及啓発するとともに，生涯を通じた歯科検（健）診の実施体制の整備などが進められている[12]。

引用文献

1）　WHO（島内憲夫ほか訳）：ヘルスプロモーション用語集 2021，p.18，2022.
　　https://apps.who.int/iris/bitstream/handle/10665/350161/9789240038349-jpn.pdf
2）　友野清文：Cooperative learning と Collaborative learnig，學苑，**907**，1-16，2016.
3）　厚生労働省：令和 4 年高年齢労働者の労働災害発生状況，2023.
4）　文部科学省：学校給食における食物アレルギー対応指針，2015.
　　https://www.mext.go.jp/a_menu/sports/syokuiku/1355536.pdf
5）　文部科学省：新体力テスト実施要項.
　　https://www.mext.go.jp/a_menu/sports/stamina/03040901.htm
6）　スポーツ庁：令和 4 年度全国体力・運動能力，運動習慣等調査の結果（概要）について，2022.
　　https://www.mext.go.jp/sports/content/20221223-spt_sseisaku02-000026462_2.pdf
7）　厚生労働省：不妊治療と仕事との両立サポートハンドブック，2023.
　　https://www.mhlw.go.jp/bunya/koyoukintou/pamphlet/30.html
8）　厚生労働省：2021 年度特定健康診査・特定保健指導の実施状況について，2023.
　　https://www.mhlw.go.jp/content/12400000/001093812.pdf
9）　厚生労働省：保健所及び市町村における精神保健福祉業務運営要領，2023.
　　厚生労働省：自治体の精神保健，2021.

10)　厚生労働省：新型コロナウイルス感染症に係るメンタルヘルスに関する調査　インターネット調査　報告書，2021.

https://www.mhlw.go.jp/content/12200000/000769899.pdf

11)　厚生労働省：新型コロナウイルス感染症流行下におけるメンタルヘルスに関する相談対応参考情報・事例集，2022.

https://www.mhlw.go.jp/content/12200000/000769900.pdf

12)　厚生科学審議会地域保健健康増進栄養部会：歯科口腔保健の推進に関する基本的事項最終評価報告書，2022.

https://www.mhlw.go.jp/content/000999685.pdf

参考資料

・厚生労働省：食生活改善指導担当者テキスト，2021.

　https://www.mhlw.go.jp/bunya/shakaihosho/iryouseido01/pdf/info03k-04-06.pdf

・文部科学省：学校における子供の心のケア，2014.

　https://www.mext.go.jp/a_menu/kenko/hoken/1347830.htm

・公益社団法人日本産婦人科医会：妊産婦メンタルヘルスケアマニュアル，2017.

第8章 EBMに基づく健康管理

■1. EBMの概要

1.1 EBMとは

EBM（evidence-based medicine）は医学のアプローチの1つであり，臨床医療での意思決定に科学的エビデンスを活用するという方法論である。EBM ではまず，臨床医療での意思決定のための科学的証拠（エビデンス）を収集する。このエビデンスとなりうるものは，疫学的研究などから得られるデータが基となる。次に，収集したエビデンスを統計学的手法を用いて評価する。そしてその評価を，臨床医療での意思決定に役立てるのである。EBM は患者の**インフォームドコンセント**においても有用な情報となる。EBM の活用により，医療の質が向上し，治療の効果の最適化につながっているのである。

1.2 EBM の応用

（1）EBN

1）EBN（evidence-based nursing）

EBN（evidence-based nursing）は，看護分野において EBM の原則を適用するアプローチを指す。看護師たちが最新の科学的エビデンス（証拠）を用いて臨床医療現場での判断を行い，患者ケアの改善に役立てている。

2）EBN（evidence-based nutrition）

EBN（evidence-based nutrition）は，栄養学の分野において EBM の科学的エビデンス（証拠）を基にしたアプローチを指す。信頼性のある科学的データを基に，食事や栄養に関する情報を提供するのである。

（2）EBHC

EBHC（evidence-based health care）は，臨床診断や治療方針などの医療活動全般において，科学的エビデンス（証拠）に基づいて行動するアプローチを指す。このアプローチは，医療の質と安全性を向上させ，医療コストの削減，患者満足度の向上などに貢献する。EBM に基づいた医療活動は，研究，教育，臨床実践において重要な役割を果たしている。

■2．疫学的研究（エビデンスの収集）

疫学的研究は，エビデンスベースの医療および看護，栄養分野においては，必須なものとなっている。疫学的研究で収集されるエビデンスは，リスク要因を特定したり，効果的な医療を評価する判断材料として使用される。以下に疫学的研究のデザインについて説明を行う。

2.1　記述疫学研究

記述疫学研究（descriptive epidemiology）は，疾病などに関する基本的な情報を収集し，要約するための疫学的なアプローチである。疾病の罹患率，有病率，死亡率，リスク要因などを調査するのに役立ち，仮説を設定するなどの，疫学的な研究の初期段階で重要な役割を果たす。

記述疫学研究の例として，図 8-1 に母の年齢階級別出生率の推移を示す。この図から，今までは 25～29 歳での出生率が一番高かったが，近年では 30～34 歳での出生率が一番高くなっており，35～39 歳での出生率も高くなりつつあることがわかる。これらのことが少子化に影響を与えているのではないかといった仮説の設定が可能となる。

2.2　横 断 研 究

横断研究（cross-sectional studies）は，ある時点でのデータを収集し，データ間の関連や特徴，相関関係などを検証する疫学的研究デザインの 1 つである。この研究の特徴として，

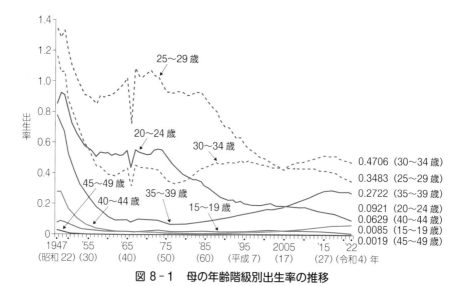

図 8-1　母の年齢階級別出生率の推移

資料）厚生労働省：人口動態統計（令和 4 年は概数である），2023.

注）この図の年齢階級別の数値は，母の各歳別出生率を足しあげたもので，各階級の合計が合計特殊出生率である。なお，15 歳と 49 歳には，14 歳以下，50 歳以上を含んでいる。

出典）厚生労働統計協会：国民衛生の動向 2023/2024，p.50，2023.

暴露要因と結果（outcome）の情報を比較的容易に，少ないコストで収集できる点が挙げられる。また，暴露要因の情報も結果の情報も一時点の状況を調査するため，どちらの情報も比較的正確に測定が可能となる。ただし，暴露要因と結果発生の時間的な前後関係が不明なため，因果関係の評価は難しい。

　例えば，飲酒（暴露要因）とある病気（結果）の関係を一時点で調査したところ，飲酒の習慣のある人たちにおいてその病気が少ないというような関連が横断研究からわかったとする。しかし，これは一時点の横断的な観察であるため，飲酒によりその病気になりにくいのか，その病気になったため飲酒をしなくなったのかはわからない。これだけでは因果関係の推論はできないのである。暴露要因と結果発生の時間的な前後関係が明確であることは，因果関係の評価において，非常に重要となる。そのため横断研究は，因果関係の評価には，コホート研究や症例対照研究よりエビデンスレベルが低いとされる。

2.3　生態学的研究（地域相関研究）

　生態学的研究（spatial correlation analysis）は，ある時点での地理的なデータまたは地域データを収集し，データ間の関連や特徴，相関関係などを検証するための疫学的研究デザインの1つである。この研究デザインは，地域間の相互作用や依存関係を解明したい場合に特に有用となる。この研究の例としては，各地域内での犯罪率と社会的要因（失業率，教育水準，貧困率など）との関連を解明する研究などがある。

　これらの研究は，社会政策や犯罪予防プログラムの開発にも役立つ可能性がある。ただしこの研究デザインも，ある一時点での調査であり，時間的な前後関係が不明なため，因果関係の評価は難しい。

2.4　症例対照研究

　症例対照研究（case-control studies）は，特定の疾病などに罹るリスク要因を調査するために用いられる，疫学的研究デザインの1つである。この研究デザインでは，疾病（症例）をもつ個人（症例群）ともたない個人（対照群）とを比較し，過去の履歴（アンケート調査，医療記録のレビュー，面接など）からリスク要因の特定を行う。

　リスク要因と疾病との関連性を評価するためには**オッズ比**（odds ratio）と呼ばれる統計的指標を用いる。オッズ比は，症例群と対照群で特定のリスク要因の発生率を比較したもので，リスクの相対的な増加を示す指標である。オッズ比の詳細は，本章「3.3 危険因子の判定」（p.172）を参照されたい。

　この研究デザインは，特にまれな疾病のリスク要因の特定に有用となる。症例対照研究の調査イメージを図8-2に示す。

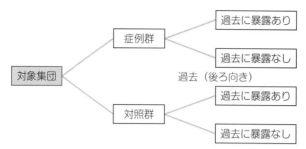

図8-2　症例対照研究の調査イメージ

2.5　コホート研究

（1）前向きコホート研究

　前向きコホート研究（prospective cohort study）は，時間の経過とともに特定のリスク要因（喫煙，飲酒，食事，運動など）と疾病（肺がんなど）の発症との間の関連性を検証するために用いられる，疫学的研究デザインの1つである。この研究デザインでは，研究の開始時点から，リスク要因をもつ対象集団（コホート）ともたない対象集団を追跡し，疾病の罹患率を分析する。これにより，特定のリスク要因が疾病発症にどの程度寄与するかを明らかにすることができる。また，リスク要因が疾病の発症より先行していることが確立されているため，因果関係を評価するのに適している研究デザインといえる。ただし，対象集団を長期間にわたって追跡する必要があるため，データ収集およびデータ管理に関する高い信頼性が求められる。通常コホート研究といった場合は，この前向きコホート研究を指すことが多い。コホート研究の調査イメージを図8-3に示す。コホート研究におけるリスク要因による影響評価の指標である，リスク比（相対危険），リスク差（寄与危険）については，本章「3.3 危険因子の判定」（p.172）を参照されたい。

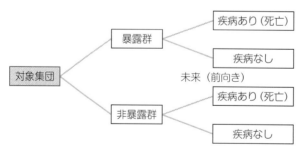

図8-3　コホート研究の調査イメージ

（2）後ろ向きコホート研究

　後ろ向きコホート研究（retrospective cohort study）は，過去のデータや記録を使用して，特定のリスク要因（治療法，薬物の使用法，飲酒，喫煙など）と疾病との関連性（疾病の発症

や疾病による死亡など）を検証するために用いられる，疫学的研究デザインの1つである。この研究デザインでは，疾病（症例）をもつコホートともたないコホートとを比較し，過去の履歴データなどからリスク要因の特定を行う。症例対照研究と同じく，過去のデータ（診療記録など）が利用可能な場合に有用な研究デザインとなる。

2.6　介入研究

（1）ランダム化比較試験（RCT）

　ランダム化比較試験（RCT：randomized controlled trial）は，臨床などにおいて介入（治療法，治療薬，手術法など）の効果を評価するための高度な疫学研究デザインの1つである。これは，参加者（被験者）を介入群と対照群（コントロール群）にランダムに割り当て，介入の効果を客観的に評価するものである。このランダム化のプロセスは，交絡因子（p.171参照）を制御し，バイアス（偏り）（p.172参照）を最小限に抑え，結果の信頼性を高める役割を果たす。介入の効果を客観的に評価するために，疾病の改善率，生存率，再発率，副作用の発生率などのアウトカム（結果指標）が使用される。この研究デザインは，因果関係を評価するために設計されており，介入が特定の結果に与える影響を評価する。そのため，因果関係を検証するのに非常に有用な手法といえる。

【ランダム化比較試験（RCT）の例】

・目的：新しいワクチンが特定の感染症（例：COVID-19）の予防に効果的かどうかを評価する。
・方法：ランダムに選ばれた参加者を2つのグループに分け，1つのグループには新しく開発されたワクチンを投与し，もう1つのグループにはプラセボ（偽薬）を投与する。その後の2つのグループの感染率を比較することにより，新しいワクチンの効果を検証する。

（2）非ランダム化比較試験

　非ランダム化比較試験（non-randomized controlled trial）も，臨床などにおいて介入の効果を評価するための疫学研究デザインの1つである。ただし，上記のランダム化比較試験（RCT）とは，参加者（被験者）をランダムに割り付けないことが異なる。この研究デザインは，すでに既存の治療法を受けている患者と，新しい治療法を受けている患者とを比較するような場合に用いられる。被験者選定にバイアス（偏り）のリスクがあるため，結果の解釈に注意が必要となり，ランダム化比較試験よりもエビデンスレベルは低くなる傾向にある。

【非ランダム化比較試験の例】

・目的：特定の健康食品が体重減少に効果があるかどうかを評価する。
・方法：自発的に健康食品を摂取した人々と，摂取しなかった人々の体重変化を比較検討する。

2.7 システマティックレビュー

システマティックレビュー（systematic review）は，エビデンスを体系的に収集，評価，統合し，総括的な結論を導くための疫学研究デザインの1つである。医学，公衆衛生，教育，心理学，社会科学など，様々な分野で広く用いられている。エビデンスに基づく意思決定，政策立案，研究の方向性決定などのために重要な疫学研究デザインとなる。

【システマティックレビューの例】

・目的：喫煙と肺がん発症リスクの関連性はどの程度かを評価する。

・方法：医学データベースなどを用いて，関連する研究論文を検索する。その中から適切な論文を選別し，不適格な論文を取り除く。選別された論文から，喫煙と肺がんの発症リスクに関連するデータを抽出する。これには，研究デザイン，サンプルサイズ，喫煙関連のデータなどが含まれる。異なる研究から得られた結果を統合することにより，喫煙と肺がんリスクの関連性を評価する。

2.8 メタアナリシス

メタアナリシス（meta-analysis）は，複数の研究（主にRCTの論文）から得られた結果を統合し，統計的に分析する疫学的研究デザインの1つである。主に医学や社会科学などの研究分野で用いられている。メタアナリシスは，システマティックレビューと組み合わせて行われることが多く，システマティックレビューによって選別された高品質の研究結果から，統計的手法を用いてデータを統合し，結論を導き出すといった研究デザインとなる。メタアナリシスは，介入による治療や新薬の効果に関するエビデンスを強化し，より確信のある意思決定に役立っている。

【メタアナリシスの例】

・目的：高血圧治療において降圧薬Aと降圧薬Bの効果の違いを評価する。

コラム　メンデルランダム化解析

疾患と暴露要因との因果関係を検証するのにランダム化比較試験が有効であるが，そのような介入が倫理的に不可能な場合がある。例えば，危険因子としての喫煙を検証する際に，介入群にわざわざ喫煙をしてもらう，ということは倫理的にゆるされない。

そこで，新たな研究デザインとしてメンデルランダム化解析（Mendelian randomization analysis）が行われるようになっている。これは，暴露に関連する遺伝子多型は出生時にランダムに決まるという性質（メンデルの法則）を利用して，特定の暴露（例：喫煙）と疾病との間の因果関係を調べるために用いられる。現在では多くの疾病について，このメンデルランダム化解析からエビデンスが得られている。

・方法：医学データベースなどを用いて，関連するランダム化比較試験（高血圧治療におい
　て降圧薬 A と降圧薬 B の比較を行ったもの）の論文を検索する。研究目的に適合する RCT
　を選別し，不適格な RCT は除外する。選別された RCT から，降圧薬 A と降圧薬 B の
　比較に関するデータを抽出する。これには，研究デザイン，RCT の方法，被験者の特性，
　降圧効果，副作用などが含まれる。　異なる RCT からのデータをメタ分析によって統合
　し（p.174 参照），降圧薬 A と降圧薬 B の効果に関する総合的な結論を導き出す。例えば，
　どちらの薬がより効果的であるか，また，副作用のリスクにどのような違いがあるかなど。

■ 3．統計学的手法（エビデンスの評価）

　エビデンス（証拠）の評価に統計学的手法を使用することは，疫学的研究の意思決定プ
ロセスにおいては一般的となっている。統計学的手法を用いることにより，データから妥
当な結論を導き出したり，結果の信頼性や妥当性を高めることができる。以下にエビデン
スの評価のための統計学的手法，およびそのアプローチを示す。

3.1　基本統計量

　エビデンスの評価における**基本統計量**は，データの特徴を要約し，理解するために使用
される基本的な指標であり，データの中心傾向やばらつきなどを示すものとなる。これら
の基本統計量は，すべての疫学的研究デザインでの基本情報となるが，特に，記述疫学的
研究において重要な指標となる。

（1）平　均　値

　平均値は，すべてのデータの値を合計し，データの総数で割ることによって計算される。
データの中心化傾向を示す代表的な指標である。

$$計算式：平均 = \frac{\Sigma（データ）}{データの総数}$$

（2）中　央　値

　中央値は，すべてのデータを昇順または降順に並べたときに，中央に位置する値となる。
データの総数が奇数の場合は，中央値は中央の値となり，偶数の場合は，中央の 2 つの
値の平均で示す。平均値と同じく，データの中心化傾向を示す代表的な指標であるが，平
均値より外れ値の影響を受け難いという特徴をもつ。

（3）最　頻　値

　最頻値は，データ内の値の中で最も頻繁に現れる値を指し，データの分布や傾向を示す
指標となる。最頻値は，量的データと質的データの両方で用いることができる。

（4）レ ン ジ

　レンジは，データ内の最大値と最小値の差を指し，データの分布やばらつきを簡単に評価するための基本的統計指標の1つである。レンジは，最大値と最小値のデータ数は考慮せず，外れ値（異常値）に影響を受けやすいため，注意が必要となる。

（5）分　　　散

　分散は，データ内の値が平均値からどれだけばらついているかを評価するための基本的統計指標の1つである。分散の値が大きいほど，データは平均から遠く離れて散らばっていることを示し，小さいほどデータは平均近くに集まっていることを示す。

（6）標 準 偏 差

　標準偏差は，分散と同じくデータ内の値が平均値からどれだけばらついているかを評価するための基本的統計指標の1つであり，分散の平方根として表される。分散が各データ値と平均値の差の二乗の平均を用いているのに対して，標準偏差は元の値と同じ単位でデータのばらつきを示すことができる利点がある。

3.2　統計学的仮説検定

　仮説検定は，統計学で使用される重要な手法の1つであり，データから統計的エビデンス（証拠）を用いて仮説を検証するためのプロセスである。仮説検定では，まず2つの仮説を設定する。1つは，帰無仮説と呼ばれるもので，何も効果や違いがないと仮定される仮説である。もう1つが対立仮説と呼ばれるもので，帰無仮説が棄却された場合に支持される仮説で，通常，立証しようとする主張を表す。研究データを用いて，統計的な分析から算出された結果（検定統計量）を，帰無仮説のもとでの期待値（棄却域）と比較する。この比較に基づいて，帰無仮説を受容するか棄却するかを決定する。帰無仮説を棄却する場合，研究結果は統計的に有意な差異や効果を示していることになる。有意水準は，統計的な結果が偶然のものではなく，真の効果や差異を示しているかどうかを判断するための基準である。通常一般的には，0.05（5％）や0.01（1％）が用いられ，有意水準によって期待値（棄却域）が変動することになる。仮説検定は確率的な性質をもつため，誤差やサンプルサイズの影響を十分考慮する必要がある。

（1）質的データの検定

　質的データとは，連続スケールで測定されるような数値データではなく，名義尺度（性別，病因の分類など）や順序尺度（競技の順位，治療効果の判定など）のようなカテゴリカルなデータである。質的データの検定には，その性質に合わせた検定手法が必要となる。以下に，質的データの検定手法を示す。

1）カイ二乗検定

　カイ二乗検定（chi-square test）は，対応のない質的データに関する仮説検定である。観

表 8-1　喫煙の有無と肺がんの有無によるクロス集計表

(単位：人)

	肺がん：あり	肺がん：なし
喫煙：あり	170	120
喫煙：なし	150	160

表 8-2　新しい薬と既存の薬の効果に関するクロス集計表

(単位：人)

	新しい薬（効果あり）	新しい薬（効果なし）
既存の薬（効果あり）	10	5
既存の薬（効果なし）	30	10

測された度数と期待度数の差異が有意なものかどうかを検定するものである。

【カイ二乗検定が用いられる例】

　喫煙の有無と肺がんの有無との関連性を調べるために，喫煙と肺がんの 2 つのカテゴリ変数によるクロス集計表（表 8-1）を用いて，喫煙と肺がんの間に有意な関連性があるかどうかを検定する。

2）フィッシャーの正確確率検定

　フィッシャーの正確確率検定（Fisher's exact test）も，カイ二乗検定と同じく，対応のない質的データに関する仮説検定であり，観測された度数と期待度数の差異が有意なものかどうかを検定するものである。特に期待度数が 5 未満のセルがある，2×2 の分割表の場合に有用とされている。

3）マクネマー検定

　マクネマー検定（McNemar test）は，対応のある質的データ（二値変数）に対する 2×2 の分割表の仮説検定である。2 つの条件もしくは 2 つの時点での観測度数の差異が，統計的に有意なものかどうかを検定するものである。

【マクマネー検定が用いられる例】

　ある新しい薬が，高血圧患者の血圧を下げる効果があるかどうかを調べるために，同じ患者グループに対して，新しい薬と既存の薬を順番に投与し，それぞれの薬の効果の違いを検定する。クロス集計表（表 8-2）のセル（セル内のデータは人数）のデータはペアとして対応しており，同じ患者に対する 2 つの投薬効果を示している。

（2）量的データの検定

　量的データとは，間隔尺度（西暦，温度，偏差値など）や比尺度（身長，体重，血圧など）のような連続的スケールで測定される数値データである。量的データの検定は，数量的な変数間の統計的な関係や差異を判定するものである。主な量的データの検定方法を以下に示す。

1）t 検 定

t検定（student's t-test）は，2つの標本間の平均値の差が統計的に有意かどうかを評価するための統計手法の1つである。この検定には，2つの独立した標本の平均値を比較する対応のないt検定と，同じ標本の2つのデータの差を異なる条件または時間点で比較する対応のあるt検定がある。ただし，外れ値がある場合やデータの分布に正規分布を仮定できない場合はノンパラメトリックの検定を用いることを検討する必要がある。

【対応のないt検定が用いられる例】

介入研究での介入群と対照群など，異なる人が属する2群の比較。ここでは，テスト結果（表8-3）から，2つのクラスの平均点の間に有意な差があるかどうかを検定する。

表8-3　2つのクラスA，Bの学生（各10名）のテスト結果

（単位：点）

ID	1	2	3	4	5	6	7	8	9	10
クラスA	75	89	79	73	78	90	91	62	85	75
クラスB	89	47	59	66	84	77	64	74	76	45

【対応のあるt検定が用いられる例】

同じ対象者への介入前と介入後の比較など。あるクラスの同じ学生の中間・期末テストの結果（表8-4）から，それぞれの結果の間に有意な差があるかどうかを検定する。

表8-4　あるクラスの同じ学生（10名）の中間テストと期末テストの結果

（単位：点）

ID	1	2	3	4	5	6	7	8	9	10
中間テスト	80	75	75	65	50	95	90	65	70	80
期末テスト	70	80	75	60	55	90	70	60	65	55

2）分 散 分 析

分散分析（ANOVA：analysis of variance）は，3つ以上の独立した標本や2つの条件（因子）間において，平均値に差があるかどうかを比較するためのものである。1つの条件（因子）で3群以上の平均値の差を分析する場合は，一元配置分散分析を用いる。2つの条件（因子）による平均値の差を分析する場合は，二元配置分散分析を用いる。またこの場合，同じ標本に条件（因子）を繰り返し測定したときには，繰り返しのある二元配置分散分析を用い，繰り返し測定は行わないときは，繰り返しのない二元配置分散分析を用いる。

【一元配置分散分析が用いられる例】

3つのクラスA，B，Cの学生（各10名）のテスト結果（表8-5）から，3つのクラスの平均点の間に有意な差があるかどうかを検定する。

表 8-5　3つのクラス A, B, C の学生（各10名）のテスト結果

（単位：点）

ID	1	2	3	4	5	6	7	8	9	10
クラス A	75	89	79	73	78	90	91	62	85	75
クラス B	89	47	59	66	84	77	64	74	76	45
クラス C	48	55	37	49	93	28	92	72	37	65

3）相 関 分 析

　相関分析（correlation analysis）は，2つの量的データ変数間の関係を評価するためのものである。ピアソンの相関係数やスピアマンの順位相関係数などを用いて，2つの変数間の線形，または非線形の関連性を判定する。

【相関分析が用いられる例】

　あるクラスの10名の勉強時間とテストの点数を調査した（表 8-6）。この結果から2つの変数間に有意な相関関係があるかどうかを検定する。

4）回 帰 分 析

　回帰分析（regression analysis）は，変数間の関係を調べ，1つまたは複数の説明変数（独立変数）が，目的変数（従属変数）にどのような影響を与えるかを分析するための統計手法である。回帰分析は，データのパターンや傾向から，未来の予測を行ったり，因果関係を推定したりするために広く利用されている。

表 8-6　あるクラスの10名の勉強時間とテストの点数の結果

個人 No	勉強時間 (h)	テストの点数
1	3.5	47.0
2	4.0	49.0
3	5.5	35.0
4	9.5	78.0
5	11.5	91.0
6	2.0	65.0
7	1.0	15.0
8	5.0	48.0
9	9.5	79.0
10	2.5	36.0

（3）交 絡 因 子

　統計学における**交絡因子**（confounding factor）とは，研究や実験において，説明変数（独立変数）と目的変数（従属変数）の間の因果関係をゆがめさせる要因のことである。交絡因子は，本来の関係に対して誤った結論を導く可能性があり，混同を引き起こす要因といえる。交絡因子を制御するためには，統計分析では多くの場合，多変量解析や共変量分析を使用する。また，ランダム化比較試験（RCT）などの疫学研究デザインでは，交絡因子を制御するために，ランダム割り当てや**二重盲検法**などが用いられる。

【交絡因子の例】

1　給料が上がると血圧値も上がるという関連性が観察された場合，この関連性の背後には交絡因子として年齢が関与している可能性が考えられる。

2　ブロッコリーの摂取量と脂質異常症（高コレステロールや高脂血症など）との間に関連性が観測された場合，この関連性の背後には，交絡因子としてマヨネーズが関与している可能性が考えられる。

（4）バイアス（偏り）

統計学における**バイアス**（偏り）とは，データの収集，処理，分析，または解釈の過程で生じる，系統的な誤差やゆがみのことを指す。バイアスが存在する場合，データや統計分析の結果が偏っている可能性があり，誤った結論が導かれる危険があり，研究の信頼性や妥当性に大きな影響を与えることがある。

1）選択バイアス

対象とする集団が非ランダムまたは偏った方法で選ばれた場合に発生する。例えば，特定の人々が調査から除外されるとか，特定の人々が意図的に選ばれるような場合に，**選択バイアス**が発生する。これにより，結果が特定の人々に偏ったものとなる可能性がある。

2）情報バイアス

データの収集や測定方法に問題がある場合に発生する。例えば，情報源が不正確であったり，測定器が正確ではないような場合，**情報バイアス**が発生する。これにより，データがゆがんで収集または測定され，統計分析に影響を与える可能性がある。

3.3 危険因子の判定

統計学における**危険因子の判定**とは，特定の事象や疾患の発生に対する影響を評価し，その要因がどれだけリスクを増加させるかを分析するプロセスを指す。主にコホート研究や症例対照研究で用いられ，特定の疾患や健康問題のリスクを判定し，予防策や介入策を検討するために重要となる。

（1）リスク比（相対危険）

危険因子の判定における**リスク比**（相対危険）とは，特定の要因（例：喫煙，飲酒，肥満など）が，疾患の罹患率に与える影響を評価するための指標の1つである。リスク比は，特定の要因をもつ群ともたない群の罹患率の比として示す。これはつまり，特定の要因によってリスクがどれだけ高まるかを表すものである。この指標は主にコホート研究で用いられる。以下にリスク比の計算方法を示す。

リスク比（相対危険）＝特定の要因をもつ群の罹患率／特定の要因をもたない群の罹患率

【リスク比の計算例】

喫煙群（暴露群）と非喫煙群（非暴露群）における肺がんの罹患率から（表8-7），喫煙により肺がんのリスクがどれだけ高まるかを算出する。

$$リスク比（相対危険）= \frac{A/(A+B)}{C/(C+D)}$$

（2）リスク差（寄与危険）

危険因子の判定における**リスク差**（寄与危険）とは，特定の要因（例：喫煙，飲酒，肥満など）が，疾患の罹患率に与える影響を評価するための指標の1つである。リスク差は，特定の要因をもつ群ともたない群の罹患率の差として示す。これはつまり，特定の要因に

表 8-7　喫煙群（暴露群）と非喫煙群（非暴露群）における
　　　　肺がんの罹患率

（単位：人）

	疾病あり	疾病なし	計
暴露群	A	B	A＋B
非暴露群	C	D	C＋D
計	A＋C	B＋D	

よるリスクがどれほどあるかを表すものである。この指標は主にコホート研究で用いられる。以下にリスク差の計算方法を示す。

　　リスク差＝特定の要因をもつ群の罹患率－特定の要因をもたない群の罹患率

【リスク差の計算例】

　喫煙群（暴露群）と非喫煙群（非暴露群）における肺がんの罹患率から（表 8-7），喫煙による肺がんのリスクがどれほどあるかを算出する。

$$リスク差（寄与危険）＝\frac{A}{A＋B}－\frac{C}{C＋D}$$

（3）オッズ比

　危険因子の判定における**オッズ比**とは，特定の要因（例：喫煙，飲酒，肥満など）が，疾患の発生に与える影響を評価するための指標の 1 つである。オッズ比は，特定の要因をもつ群のオッズと，特定の要因をもたない群のオッズの比として示す。これは罹患率が計算できないような場合の代用として用いられ，リスク比の近似値となる。特定の要因によってリスクがどれだけ高まるかを表すものである。この指標は主に症例対照研究で用いられる。以下にオッズ比の計算方法を示す。

$$オッズ比＝\frac{特定の要因をもつ群の疾患のオッズ}{特定の要因をもたない群の疾患のオッズ}$$

【オッズ比の計算例】

　肺がん患者（症例群）と健常者（対照群）において，喫煙の経験の有無（表 8-8）が，肺がんのリスクをどれだけ高めるかを算出する。

$$オッズ比＝\frac{A/B}{C/D}　\rightarrow　\frac{AD}{BC}$$

表 8-8　肺がん患者（症例群）と健常者（対照群）における
　　　　喫煙経験の有無

（単位：人）

	要因あり	要因なし	計
症例群	A	B	A＋B
対照群	C	D	C＋D
計	A＋C	B＋D	

3.4 メタ分析

　統計学における**メタ分析**とは，複数の独立した研究や試験の結果を統合し，統計的手法を用いて総合的な結論を導くための研究手法である。メタ分析は，異なる研究や試験が，同じ研究課題について異なる結果を示す場合でも，それらの結果を統一的に評価し，より広範な結論を導くために用いられる。研究結果を統合するためにメタ分析で用いられる統計手法としては，効果量の重み付け平均，固定効果モデル，ランダム効果モデル，フォレストプロットの作成などが挙げられる。メタ分析は，臨床試験の結果を総合的に評価して治療法の有効性を判断したり，多くの疫学的研究から特定の要因と疾病との関連を評価したりするために用いられる。個々の研究では，標本サイズが小さかったり，結果がばらつくような場合でも，メタ分析は，複数の結果を統合することにより，信頼性の高い結論を導くのに有用となっている。

■4．研究活動における倫理指針・利益相反（COI）について

4.1 研究活動における倫理指針とは

　研究活動における**倫理指針**とは，研究者が研究を実施する際に遵守すべき倫理的な原則や規範を示すガイドラインのことである。倫理指針は，研究における倫理的な問題を回避し，誠実で公正な研究を行うために重要となる。倫理指針は，大学や研究所，学術学会などが策定し，それに属するものは，そのガイドラインに従うものとされている。具体的には，データの捏造，改ざん，虚偽情報の提供などの禁止，個人情報保護の厳守，利益相反（COI）の管理，動物の権利と福祉の厳守（動物を使用する研究の場合）などが挙げられる。人を対象とした研究を行うにあたっては，守るべき倫理原則としてヘルシンキ宣言が知られている。

4.2 研究活動における利益相反（COI）とは

　利益相反（COI：conflict of interest）とは，倫理指針の重要な項目の1つであり，研究活動や専門的な職務において，個人または組織が利益に関与することを指すものである。これらの利益は，研究者や専門家が客観的で中立的な判断を下すことに影響を及ぼす可能性があり，倫理的な問題や偏りを引き起こす可能性がある。利益相反が存在する場合，その関係を適切に管理し，透明性を維持することが重要となるため，関係者はその事実の開示（利益相反の開示）をしなければならない。利益相反の例としては，研究者が特定の企業と協力し，資金提供を受けて，その企業の製品やサービスに関連する研究を行うような場合や，研究者が特定の技術や発明に関連する特許権を保有し，その技術に関する研究を行うような場合などが挙げられる。学会発表のスライドの最初や論文の最後に利益相反を示すことが求められている。

第9章 国際保健
（グローバルヘルス／プラネタリーヘルス）

　健康管理とは，個人あるいは集団の健康の維持，回復，増進を図る活動・制度の総称である。すべての生き物は個体の生存と繁殖のためになんらかの健康管理を行っている。したがって，私たちヒト *Homo sapience* の健康管理も，私たちの種が誕生して以来存在し，変化してきた。自分や家族，地域社会の健康管理は主として自己管理であったものが，社会の発展・複雑化とともに，健康管理は個人の関心事だけではなく，権力者や社会全体の責任，役割となり，制度化されていった。特に感染症については個人の健康管理だけでは対処できず，社会的取り組みが不可欠であり，さらに，近年の非感染症のまん延にも社会的取り組みが必要になっている。

　国家が形成される以前からヒトは地域間で交流を行い，それに従って感染症なども流行地を拡大した。今日ではヒト，モノ，情報が国境を越えて短期間で世界に広がる。それにつれて病原体やライフスタイル，さらには環境問題や気候変動も国境を越える。したがって，健康管理も国家レベルの対応では不十分となり，**国際保健**，あるいは，**グローバルヘルス**，**プラネタリーヘルス**といった観点からみていく必要性が高まっている。

　本章では，公衆衛生の発展史と健康管理の世界的展開の中で，国際保健，グローバルヘルス，プラネタリーヘルスが誕生した経緯を解説する。表 9-1 にあるように，近代の特徴である人口転換と健康（疫学）転換の位相とともに，健康管理の重点も変化していった。

■ 1. 公衆衛生の誕生

1.1　中世・近世までの感染症の歴史と健康管理

　人類が農耕や牧畜を開始して定住し，やがて人口が集中して都市ができると，多くの感染症が流行した（表 9-2）。その中でも**ペスト**は中世・近世を代表する感染症で，ネズミに寄生するノミが保有するペスト菌にヒトが感染すると発症する致死率の高い感染症である。6 世紀のユスティニアヌス 1 世統治下に東ローマ帝国（首都は現在のトルコのイスタンブール）で大流行した。その後 14 世紀には中央アジアから海路でヨーロッパに侵入し，黒死病と呼ばれ，人口の 1/3 が犠牲になったとされる。この流行はヨーロッパでは散発的に 1720 年のマルセイユでの流行まで続く。ロンドンでは 1665～1666 年に最後の大流行が

表 9 - 1　公衆衛生，国際保健，グローバルヘルス，プラネタリーヘルスの歴史

19 世紀
国民国家の形成と科学・医学の進歩　→　公衆衛生（国家レベル）の形成 　　　　　　　　　　　　　　　　　　　（主に感染症対策：日本では天然痘対策など）
19 世紀半ばから第 2 次世界大戦まで
国際感染症に対する国際間協調の必要性　→　国際保健の形成 1 　　　　　　　　　　　　　　　　　　　　（感染症対策：コレラ・ペスト・黄熱病）
第 2 次世界大戦後
旧植民地・低中所得国への保健援助　→　国際保健の形成 2 　　　　　　　　　　　　　　　　　　（感染症：マラリア対策・天然痘撲滅，包括的プライマリヘ 　　　　　　　　　　　　　　　　　　ルスケア（PHC）・健康増進・人権） （医療サービスの充実，ベーシックヒューマンニーズ（BHN），感染症対策に加え，母子保健，NCDs 対策） ※先進国では，人口転換と健康転換が進み，NCDs 対策が中心となる。新公衆衛生運動　オタワ憲章
1990 年代
HIV/AIDS 対応など世界レベルの健康危機　→　グローバルヘルスの誕生 （国家・医療を超えた取り組み，民間，人権） ※低中所得国でも健康転換が進み，NCDs 対策の必要性が高まる。
21 世紀
既存の健康問題への対処（低中所得国）：MDGs 地球環境危機への対応（全世界）　→　SDGs，プラネタリーヘルスの登場 （気候危機，生物多様性，化学物質，経済，人権） ※感染症対策，社会衛生対策，NCDs 対策も同時に進行させる。

おこった。このころは病気の原因は不明で，ワクチンや治療薬など医薬的対策もなかったため，検疫や都市封鎖，隔離などの非医薬的（社会的・行動的）対策が中心であった。これは近年の新型コロナウイルス感染症 COVID-19 でもわかることだが，感染症の対策には医薬的対策と非医薬的対策の両方が重要である。

1.2　公衆衛生の誕生

　全住民を構成員とする国民国家（nation state）がヨーロッパで 19 世紀に形成され，それに従って国民・民衆（public）という概念が確立した。同時に客観的科学や医学が発展し，近代的な健康（health）という概念が発達し，健康は専門家が客観的に測定するものとなった。これによって国家がその責任と必要に応じて集団の健康管理に関わる**公衆衛生**（public health）が形成された。国民の健康は労働力や軍事力の面から国家にとっての重要な課題と認識され，従来以上に積極的に健康管理が行われるようになった。

　日本でも西洋からの影響で，それまでの儒教的・伝統的な養生という考えから，客観的で近代的な健康という概念が，宇田川玄真，高野長英，緒方洪庵，福沢諭吉らによって広められた。明治になって長与専斎は，**衛生**（hygiene），公衆衛生という概念を日本に導入し，日本の健康管理の法制化・組織化を進めた。その後，様々な医療・保健・衛生関連の法律が整備されていった。

表 9-2　世界の歴史上の主な感染症流行（流行年と推定死者数）

主な感染症	流行年	推定死者数
14 世紀のペスト（黒死病）	1347〜1351	2 億人
天然痘	1520	5,600 万人
スペイン風邪（インフルエンザ）	1918〜1919	4,000 万〜5,000 万人
ユスティニアヌス時代のペスト	541〜542	3,000 万〜5,000 万人
HIV/AIDS（エイズ）	1981〜	3,500 万人
第 3 次ペスト（アジア）	1855〜	1,200 万人
COVID-19	2019〜	900 万人（542 万〜1,483 万人）
アントニヌス時代の疫病	165〜168	500 万人
17 世紀のペスト（ロンドンなど）	1665	300 万人
アジア風邪（インフルエンザ）	1965	110 万人
ロシア風邪（インフルエンザ）	1889〜1890	100 万人
ホンコン風邪（インフルエンザ）	1968〜1970	100 万人
コレラ（1-6 次流行合計）	1817〜1923	100 万人
日本の天然痘	735〜737	100 万人
18 世紀のペスト（マルセイユなど）	18 世紀	60 万人
新型ブタ由来インフルエンザ	2009〜2010	20 万人
黄熱病	19 世紀後半	10〜15 万人
MERS（中東呼吸器症候群）	2019〜	850 人
SARS（重症急性呼吸器症候群）	2002〜2003	770 人

※出典を参考に加筆・編集。歴史上有名な典型的流行を取り上げている。小児感染症が少ないことや，南北アメリカ大陸からの事例が少ないことなど，必ずしも網羅的ではない。20 世紀だけでも天然痘で 5 億人が死亡し，マラリアや結核などでも多くの死亡者が報告されていることなどにも留意が必要である。COVID-19 の（542 万〜1,483 万人）は，2020〜2021 年の全世界の報告値と超過死亡の推計値。

出典）History G: Major Epidemics and Pandemics-Summary on a Map. World History Encyclopedia., 2022, April 11.

　公衆衛生・衛生の発展に関しては 19 世紀イギリス，特にチャドウィックらによるロンドンの上下水道の整備が有名である。18 世紀の産業革命以来，労働者が流入し生活環境が劣悪になっていたロンドンで**コレラ**が流行した。コレラはベンガル地方の風土病であったが，19 世紀になって植民地との交流が盛んになるとヨーロッパに侵入し，何度も流行をおこしていた。コレラは経口感染し，衛生状態が悪い環境では感染力が強く，急激な下

コラム　　**長与専斎**

　長与専斎は，明治時代に日本の衛生行政の基礎を築いた医師であり，Hygiene の訳語として「衛生」を当てたことでも知られている。1871（明治 4）年には岩倉具視使節団の一員として欧米に赴き，西洋の公衆衛生を視察した。帰国後は医制の制定，防疫・検疫制度の導入などに尽力し，また衛生思想の普及に努めた。

痢症による脱水で多くが死亡した。1854 年の流行に際し，麻酔医だったスノーは水の中の何かによってコレラが伝染すると考え，患者発生の疫学調査を開始し，水道の供給源によるコレラ患者発生の違いを明らかにし，疑わしい井戸の利用を禁止することでコレラの発症を抑えた。それによってスノーは近代疫学の父と呼ばれるようになった。

1.3　ミアズマ（瘴気）説と病原体説

　しかし当時は，低湿地などで発生する悪い空気（瘴気）が病気の原因だとする**ミアズマ説**（miasma theory）が主流で，病気が伝染するというスノーの説は俗説とされ，パスツールとコッホが細菌などの微生物が感染症の原因（**病原体説**, germ theory）であることを証明するまで公には認知されなかった。蚊によって伝搬するマラリアが感染症であることが判明する 20 世紀初頭まで，マラリア（もともと「悪い空気」という意味）もミアズマによっておこると考えられていた。前述のチャドウィックも，衛生学の父とされるドイツのペッテンコーフェルも，クリミア戦争で活躍し看護学の母とされるイギリスのナイチンゲールもミアズマ説を信じ，清潔と換気を健康管理の重要な要素と考えた。ミアズマ説は病気発生メカニズムとしては間違っていたが，彼らの公衆衛生活動は感染症の流行抑制には大いに貢献した。

　一方，**コッホ**は，①健常者にない微生物が患者で発見され，②その微生物が分離され，③分離された微生物の感染により（他のヒトあるいは実験動物で）同じ疾患がおこり，④新しい患者（実験動物）の病巣から同じ微生物が分離される，というコッホの 4 原則で感染を科学的・実証的に定義した。19 世紀後半から 20 世紀初頭にかけては熱帯の植民地で流行する多くの感染症（寄生虫疾患を含む）の病原体が同定され，熱帯医学が脚光を浴びた時代でもあった。微生物学を中心とした実験医学が発展し，病原体の分離・培養，診断，ワクチンや治療薬の開発が進み，細菌に関しては抗生物質が発見され，ウイルスに対しては後に抗ウイルス薬が開発され，感染症に対する医薬的対策が急速に進歩した。日本では北里柴三郎らが活躍し，ペストの防疫など急性感染症の対策に成功した。

■2．国際保健（インターナショナルヘルス）の展開

2.1　感染症対策としての国際保健の誕生

　各国が自国の公衆衛生を発展させていく中で，19 世紀にはコレラが国際的な公衆衛生の共通課題となる。ペストと黄熱病も含めて疾病対策（防疫）と経済（貿易促進）の共存を模索する国際ルールを決める国際衛生会議が，1851 年のパリから 1938 年まで 14 回開催された。この会議が 1923 年の国際連盟保健機関と 1948 年の**世界保健機関**（WHO：World Health Organization）の創立や，世界的な公衆衛生安全保障の枠組みである**国際保健規則**（IHR）の制定につながった。国際法である IHR に基づいて「国際的に懸念される公衆の保健上の緊急事態（PHEIC）」が宣言される。2009 年のブタ由来新型インフルエンザ，2014

年のポリオやエボラウイルス病，2016 年のジカウイルス感染症，2020 年の COVID-19 で
PHEIC が宣言された。COVID-19 対策でもわかるように，疾病対策と経済の両立は簡単
ではなく，国家間の利害が対立する中での国際協調が模索されてきた。

　第 2 次世界大戦後には，抗生物質，抗マラリア薬，ワクチン，殺虫剤などの発見と普及
により感染症対策が進む。WHO はマラリア，天然痘，ポリオなどの対策に力を入れ，天
然痘の撲滅には成功するが，サハラ以南のマラリア対策は不成功に終わる。感染症は医薬
的対策だけで成功することはまれで，多くの場合，それを可能にする社会的条件に依存す
る。天然痘は，ヒトにだけ感染し，特徴的な症状があらわれ，有効なワクチンが存在した
などの好条件のもとで，WHO などの多大で適切な努力によって根絶できた。しかし，そ
の他の感染症の世界的根絶は成し遂げられていない。

2.2　国際援助・協力としての国際保健：プライマリヘルスケア（PHC）

　感染症対策から始まった国際協調は徐々に母子保健や栄養なども対象とし，WHO の設
立時には，健康を基本的人権ととらえ，個別の疾病対策だけでなく，健康全般を扱うよう
になる（第 1 章参照）。第 2 次世界大戦後は感染症対策と並行して東西冷戦下における植
民地，新独立国の人々の健康全般と医療システムが国際保健の焦点となった。開発途上国
の貧困と不健康が政情不安と共産主義の温床であるという論理で西側や国際機関の国際援
助が進み，ソ連も多くの地域で医療協力を展開した。

　個別疾病対策ではない地域に根ざした健康改善が模索され，「2000 年までにすべての
人々に健康を　Health for All（HFA2000）」というスローガンのもと，**プライマリヘルス
ケア**（PHC：primary health care）戦略が，1978 年に WHO/UNICEF（国連児童基金）の**ア
ルマ・アタ宣言**で採択された（第 1 章 p.12 参照）。PHC は必須項目として，①健康教育，
②食料・栄養，③安全水の供給と適切な排泄物処理，④家族計画を含む母子保健サービス，
⑤予防接種，⑥風土病の予防と対策，⑦一般的な一次医療，⑧必須医薬品の供給，を掲げ，
その後，女性の健康・リプロダクティブヘルス，障害者の健康，精神保健，歯科保健，麻
薬対策，HIV・AIDS（エイズ），交通事故対策などが追加された。さらに **UNICEF** は，
子どもの死亡率を半減させるために，発育モニタリング，経口補水療法，母乳保育，予防
接種，家族計画，女性教育，食料供給（英語の頭文字で GOBIFFF といわれる）を 1980 年代
に展開した。

2.3　プライマリヘルスケアの成功と挫折

　プライマリヘルスケアの理念は，現場での安全な飲料水や食料，医薬品など生存に必要
なベーシックヒューマンニーズ（BHN）を優先させるという点で革命的であったが，理想
的すぎて現実には合わない，費用がかかりすぎる，成果が評価しにくいという批判があり，
十分に資金が提供されず，一部では一定の成果をあげたが，多くの地域では中途半端な結
果となった。PHC を全面的に展開するには，保健医療人材が十分に育成され，その人材
が地域に定着し，地域の健康増進に貢献する仕組み・制度とモチベーション，資金，物資

が必要である。また，それを支える地域経済の発展やインフラストクチャー，人々の教育と理解と参加が不可欠である。その条件を短期間で整備することは至難であり，政治的意思と長期プラン，経済力を必要とした。

欧米諸国や日本では以前から伝統的健康管理制度が存在し，国民国家形成後は公衆衛生の制度が確立し，資金が投入されてきた。しかし，当時の低中所得国の多くの地域ではそのような下地がなく，プライマリヘルスケアの達成は20世紀中には無理であり，21世紀になってもその充実が模索されている。プライマリヘルスケアの未達成の要因としては，①1980年代の選択的プライマリヘルスケア政策の導入，②**世界銀行**による構造調整（政府支出の削減・民営化），③患者の費用負担制度の導入，④世界銀行の保健医療政策への介入，⑤経済のグローバル化を促進する政策の導入（それによる地域経済の疲弊），が挙げられている。なお，世界銀行とは，加盟国による出資金を基に支援が必要な加盟国への融資等を行う機関である。

プライマリヘルスケアは，健康管理が感染症対策だけではないこと，それぞれの地域社会に対応した健康管理が必要なことを明確にしたという歴史的功績があり，よりよいプライマリヘルスケアの達成のための努力は継続的に行われなければならない。

2.4 オタワ憲章，健康増進（健康づくり），非感染性疾患（NCDs）対策

世界の健康管理として低中所得国のプライマリヘルスケアとともに先進国の非感染症対策でも進展がみられた。戦後になって先進国では感染症対策が進み，**非感染性疾患**（非感染症，**NCDs**：non-communicable diseases）が死因の中心となった。日本でも健康転換の段階が進み，人口転換により子どもの数が減って成人と老人の割合が増加し，小児の急性感染症死亡が減少，1925（大正14）年から1950（昭和25）年までは結核が死因の第1位であったが，それ以降は成人と高齢者の心疾患，脳血管疾患，がんが死因の中心となった（第2章参照）。その間，臨床医学は急激に発展したが，非感染性疾患の予防対策は遅れていた。そこで，19世紀の感染症対策としての公衆衛生改革をまねて，非感染性疾患のリスクファクター対策を強化する**新公衆衛生運動**が1970年代におこり，健康な人々（アメリカ：healthy people）や健康な都市（ヨーロッパ：healthy city）をつくる政策が導入された。これが，日本の**健康日本21**へとつながった（第6章参照）。

非感染性疾患は，日本では「**成人病**」あるいは「**慢性疾患**」と呼ばれていた。しかし，「成人病」は英語訳や中国語訳において性感染症と誤解されやすく，また，子どもでも発症するので不適切とされた。「慢性疾患」だと一部の感染症も含まれるため不適切であり，現在では「**生活習慣病**」と呼ばれている。しかし，この名称も，個人のライフスタイル（生活習慣）に責任を押しつけ，そのライフスタイルを選ばざるを得ない社会経済的要因を無視しているとして問題視する意見もある。国際的には，上述の通り非感染性疾患（非感染症）と呼ぶのが主流である。非感染性疾患は感染しないが，ピロリ菌が胃がんを誘発し，パピローマウイルスが子宮頸がんを誘発するなど，非感染性疾患の2～3割は感染症と関連があるとされる。感染（症）を減らすことは非感染性疾患対策としても大切である。これ

は特に現在の低中所得国では重要である。

　1986 年の WHO 第 1 回ヘルスプロモーション会議（カナダのオタワ）で健康増進・健康づくりのための**オタワ憲章**が採択された。プライマリヘルスケアは主に低中所得国向けであったが，オタワ憲章は先進国に応用し，非感染症対策に焦点をあてたものだといえる。「Health for All（すべての人々に健康を）」とプライマリヘルスケアの理念を継承し，健康を毎日の積極的生活の資源であるとし，平和，住居，教育，社会的正義等の基盤の上で，①人々の主体性が発揮されるよう各個人の能力をつけ，②政治や経済，文化，環境等広い範囲で健康のための条件を整えていくよう唱導し，③社会の多くの分野の活動や関心を調整することを提案した。具体的には，①健康的な公共政策づくり，②健康を支援する環境づくり，③地域活動の強化，④個人技術の強化，⑤ヘルスサービスの方向転換の推進，を内容とした。

　その後，低中所得国でも心疾患，脳血管疾患，悪性新生物，糖尿病などの非感染症が増加し，そのリスクファクターとなる食生活（過食），運動（低活動性），ストレス，喫煙，飲酒や，その結果としての肥満，高血圧，高血糖，高脂血症が課題とされた。また，メンタルヘルスや薬物利用の問題も世界的な健康管理の課題となっている。健康増進によって寿命と健康寿命の延長を図ることが健康管理の重要な目標となった。

■3．グローバルヘルスの誕生

3.1　HIV/AIDS 対策とグローバルヘルスの誕生

　1981 年にアメリカで報告された **HIV/AIDS**（エイズ）は，世界中，特にサブサハラ・アフリカで猛威をふるい，死者が累計約 4,000 万人に達する世界的問題となった。2021 年の推計では世界で約 3,840 万人の HIV 感染者/AIDS 患者がおり，年間約 150 万人の新規感染者，約 65 万人の死亡者が出ている。当初，治療薬もなく，先進国でも患者が発生したため，その衝撃は医療・保健分野を超えた社会問題となった。1996 年に世界銀行や WHO を含む 11 の国連機関による国連合同 AIDS 計画（**UNAIDS**）が設立され，2000 年には国家を超えた包括的な HIV/AIDS 対策が国連安全保障理事会で決議された。この HIV/AIDS への包括的対応が**グローバルヘルス**の始まりとされる。

　国家を単位とした国際保健（インターナショナルヘルス）ではなく，医学を中心とした WHO だけの対応を超えて，世界のリスクを減らすためにすべての分野を巻き込んで行動することがグローバルヘルスに求められた。政府だけではなく製薬会社やゲイツ基金（ビル＆メリンダ・ゲイツ財団），市民団体などの民間の役割が重要視されることもグローバルヘルスの特徴である。このグローバルヘルスの精神と方法は，HIV/AIDS 以外の分野にも拡大した。

　1990 年代後半から治療薬が登場し，それを世界全体で利用できるシステムが整備され，HIV の新たな感染ゼロ，差別ゼロ，AIDS 関連死者ゼロを目標に活動が展開されている。

1990年代後半をピークに新規患者数は減少傾向となり，治療薬の服薬者割合も向上している。しかし，HIV/AIDSはまだ終わっていない。今後も積極的な予防と適切な治療へのアクセスが求められている。

3.2 ミレニアム開発目標（MDGs）

HIV/AIDS対策にみられたグローバルヘルスの流れは2000年の主要国首脳会議（沖縄サミット）以降も続き，グローバルファンドの設立や，保健システム強化（ユニバーサルヘルスカバレージ，UHC：universal health coverage）などで日本は重要な役割を果たした。UHCは，すべての人々が必要な保健・医療サービスを財政的な困難に直面することなく享受できるように制度を構築し，サービスへのアクセスを改善し，健康格差を縮小し，健康と福祉の向上を推進しようとする。日本の**国民皆保険**（1961（昭和36）年設立）はその好例だとされるが，本来は，医療サービスだけでなく，予防も含めたすべての健康管理活動を含むものであり，PHCの発展したものである。

2000年代にグローバルヘルスの流れを決定づけた国際政策に「**ミレニアム開発目標**（**MDGs**：Millennium Development Goals）」がある。開発分野における国際社会共通の目標として2000年の国連ミレニアムサミットで採択されたもので，2015年までに達成すべき8つの項目が決められ，数値目標も設定された（表9-3）。8項目のうち，乳幼児死亡率の削減，妊産婦の健康の改善，HIV/AIDS，マラリア，その他の疾病の蔓延の防止の3項目が直接的に健康に関連したものであったため，グローバルヘルスへの資金が投下され一定の効果をあげた。一方でMDGsは，ヘルスに重点が置かれ環境や経済分野への働きかけが弱かったことや，低中所得国における対策だけで先進国を対象にしなかったため，認知度は低かった。特に2000年以降，地球温暖化を中心とした気候変動が深刻化し，地

表9-3　ミレニアム開発目標8つの目標と成果

	目　標	成　果
1	極度の貧困と飢餓の撲滅	1日1ドル25セント未満で暮らす割合が47%から14%に減少
2	初等教育の完全普及の達成	初等教育就学率が83%から91%に上昇
3	ジェンダー平等推進と女性の地位向上	改善されるも，就職率や政治参加率などで格差が残る
4	乳幼児死亡率の削減	改善されたが，目標の5歳未満死亡率の2/3削減に到達せず
5	妊産婦の健康の改善	改善されたが，目標の妊産婦の死亡率の3/4削減に到達せず
6	HIV／AIDS，マラリア，その他の疾病の蔓延の防止	HIV新感染者が約40%低下
7	環境の持続可能性確保	失敗：1990年比較で50%以上増加
8	グローバルな開発パートナーシップの推進	グローバルファンドなど一定の成果

球環境を維持しなければグローバルヘルスは成り立たないという考えが主流となり，先進
国も含めた地球全体の環境や社会のあり方に配慮した開発目標が模索された。

■4．持続可能な開発目標（SDGs）とプラネタリーヘルス

4.1　持続可能な開発目標（SDGs）

　MDGs は数値目標を決めて世界がその方向に努力する目標ベースのガバナンスが成果
をあげることを示した。その後続の拡大計画として 2015 年の国連総会で 2030 アジェンダ
が採択され，誰一人取り残さず世界をよい方向に変革するために，**持続可能な開発目標**
（**SDGs**：sustainable development goals）が設定された。2012 年の国連持続可能な開発会議（リ
オ＋20）で「環境・経済を開発に統合する包括的開発目標」が提案され，地球環境変化へ
の対応と経済的繁栄の両立が課題となったことが下地となった。SDGs は，環境分野，社
会分野，経済分野の 3 層からなる 17 目標が設定され（表 9-4），その目標の下に 2030 年
までに達成すべき 169 の達成基準と 232 の指標が設けられる膨大な計画となった。また，
現在の世代の責任として未来の世代によい環境とよい社会を残すことも目標となった。
MDGs と違い先進国の目標を含め，専門家主導から国家主導にしたことにより全世界的
なムーブメントにすることに成功した。

　日本政府は首相を本部長とする持続可能な**開発目標推進本部**を設置し，**2030 アジェン
ダ**がかかげる人間，地球，繁栄，平和，パートナーシップに対応した 8 項目を重点項目
とした，**SDGs アクションプラン 2020** を発表した（表 9-5）。SDGs は自発的国家レビュー
（VNR：voluntary national review）で進捗を確認する。日本は 2017 年と 2021 年に VNR を
発表した。2023 年時点の SDGs 達成度評価で日本は世界 21 位にランキングされているが，
前回より 2 ランク下落している。よい評価項目は，目標 1）貧困，3）健康・福祉，4）
教育，6）安全な水，8）経済成長，9）産業・技術革新，11）まちづくり，16）平和と
公正で，悪い評価項目は，目標 5）ジェンダー平等，7）エネルギー，12）つくる責任
つかう責任，13）気候変動，14）海の豊かさ，15）陸の豊かさ，であった。女性議員比率
や男女賃金格差，育児休暇制度などのジェンダー平等のほか，脱二酸化炭素に向けた再生
可能エネルギー割合，電子廃棄物やプラスチック廃棄物の輸出などが問題視された。

　MDGs における保健分野の成功に刺激されて，多くの分野で自分たちの領域を SDGs の
主流にして資金を流入させようとする動きがあった。そのため，目標の根拠が脆弱で非現
実的と思えるものも含まれている。どの分野も重要であることは事実だが，目標間の連携
が難しい場合も多く，競合することもある。健康分野も，グローバルヘルス／プラネタリー
ヘルスの時代には，医療や狭義の公衆衛生分野だけでは人々の健康を守れず，他の目標と
協力することが大切だが，調和のとれた協調をするためには新たな叡智が必要である。目
標達成まで半分が過ぎた 2023 年時点では，新型コロナウイルス感染症の流行や戦争の影
響で，多くの目標の達成が困難となっている。

表 9-4　SDGs の 17 目標と分野

17目標	分野
1）貧困をなくそう 「あらゆる場所のあらゆる形態の貧困を終わらせる」	社会
2）飢餓をゼロに 「飢餓を終わらせ，食料安全保障及び栄養改善を実現し，持続可能な農業を促進する」	社会
3）すべての人に健康と福祉を 「あらゆる年齢のすべての人々の健康的な生活を確保し，福祉を促進する」	社会
4）質の高い教育をみんなに 「すべての人々へ包摂的かつ公正な質の高い教育を提供し，生涯学習の機会を促進する」	社会
5）ジェンダー平等を実現しよう 「ジェンダー平等を達成し，すべての女性及び女児の能力強化を行う」	社会
6）安全な水とトイレを世界中に 「すべての人々の水と衛生の利用可能性と持続可能な管理を確保する」	環境
7）エネルギーをみんなに　そしてクリーンに 「すべての人々の，安価かつ信頼できる持続可能な近代的エネルギーへのアクセスを確保する」	社会
8）働きがいも経済成長も 「包摂的かつ持続可能な経済成長及びすべての人々の完全かつ生産的で働きがいのある人間らしい雇用を促進する」	経済
9）産業と技術革新の基盤をつくろう 「強靱なインフラ構築，包摂的かつ持続可能な産業化の促進及び技術革新の推進を図る」	経済
10）人や国の不平等をなくそう 「各国内及び各国間の不平等を是正する」	経済
11）住み続けられるまちづくりを 「包摂的で安全かつ強靱で持続可能な都市及び人間居住を実現する」	社会
12）つくる責任　つかう責任 「持続可能な生産消費形態を確保する」	経済
13）気候変動に具体的な対策を 「気候変動及びその影響を軽減するための緊急対策を講じる」	環境
14）海の豊かさを守ろう 「持続可能な開発のために海洋・海洋資源を保全し，持続可能な形で利用する」	環境
15）陸の豊かさも守ろう 「陸域生態系の保護，回復，持続可能な利用の推進，持続可能な森林の経営，砂漠化への対処，ならびに土地の劣化の阻止・回復及び生物多様性の損失を阻止する」	環境
16）平和と公正をすべての人に 「持続可能な開発のための平和で包摂的な社会を促進し，すべての人々に司法へのアクセスを提供し，あらゆるレベルにおいて効果的で説明責任のある包摂的な制度を構築する」	社会
17）パートナーシップで目標を達成しよう 「持続可能な開発のための実施手段を強化し，グローバル・パートナーシップを活性化する」	（パートナーシップ）

※ 17）は 3 分野すべてに関するパートナーシップ

出典）「持続可能な開発目標」，Wikipedia より作成

表 9-5　日本のSDGs実施の優先課題

人　間	1）あらゆる人々の活躍する社会・ジェンダー平等の実現 2）健康・長寿の達成
繁栄・豊かさ	3）成長市場の創出，地域活性化，科学技術イノベーション 4）持続可能で強靱な国土と質の高いインフラの整備
地　球	5）省・再生可能エネルギー，気候変動対策，循環型社会 6）生物多様性，森林，海洋等の環境の保全
平　和	7）平和と安全・安心社会の実現
パートナーシップ	8）SDGs実施推進の体制と手段

出典）外務省国際協力局：持続可能な開発目標（SDGs）達成に向けて日本が果たす役割，2024.
https://www.mofa.go.jp/mofaj/gaiko/oda/sdgs/pdf/sdgs_gaiyou_202305.pdf

4.2　地球環境問題からプラネタリーヘルスへ

　SDGsの目標の中でも特に地球温暖化とそれによる異常気象の多発は，気候危機，地球沸騰化といわれるようになった。日本でも毎年真夏日が増え熱中症が増えており，線状降水帯が発生し，洪水による死者や病院に行けない人が多く発生している。世界の平均気温は産業革命以来1.1℃上がっており，今後100年間で産業革命から1.7〜4.4℃上昇すると予測されている。

　これらの地球環境問題への世界的対応策として，1992年ブラジルのリオデジャネイロの**地球サミット**で気候変動枠組条約が採択され，それに従い，1997年**地球温暖化防止京都会議**（COP3）で**京都議定書**（先進国が2020年までの二酸化炭素等の排出削減目標で合意）が採択された。2015年のCOP21では2020年以降の目標として平均気温上昇を産業革命前に比べて2℃，できれば1.5℃に抑えるパリ協定が合意された。罰則のない独自目標を設定し，5年に一回見直す方式で多くの国を参加させた点に意義がある。2021年には，1.5℃上昇に抑えるよう2030年までに二酸化炭素排出量を45％削減する必要があるとした。日本は「**脱炭素社会の実現**」のために2050年までに温室効果ガス排出ゼロ（2050年**カーボンニュートラル**，脱炭素社会の実現）を宣言した。

　地球温暖化以外の環境問題を整理したものが，地球の限界（planetary boundaries）という図である（図 9-1）。**生物地球化学的循環**（窒素とリンの循環）と**遺伝的多様性の損失**はすでに限界を超えたとされる。その他，土地利用と気候変動はリスクが増大し，大気汚染（大気エアロゾルの負荷），新規化学物質（農薬や殺虫剤），生態系多様性については不明としている。成層圏オゾン層の破壊，海洋酸性化，淡水消費はまだ安全圏にあるが，今後も注視していく必要がある。

　これらのように，人類の活動による地球システムの劣化は私たちの健康に直接的に影響し（熱中症や大気汚染による疾患発生），食料などを通して間接的にも影響する。したがって，人々の健康を守るためには地球環境全体を守る必要がある。これがプラネタリーヘルスの考え方である。グローバルヘルスよりもさらに環境に配慮し，そのためにより多くの他領

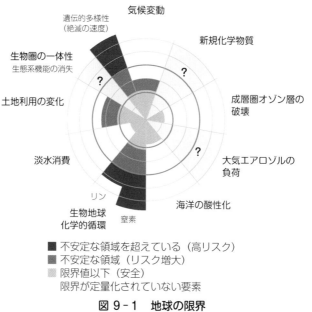

図9-1　地球の限界

出典）Steffen W, Richardson K, Rockström J, *et al*：Planetary
boundaries：Guiding human development on a changing planet.
Science. **347**（6223），2015.

　域と協同作業をする必要があるとしていることが特徴である。

　また，次世代の健康のためにも，よい環境を残すよう留意する必要がある。ロンドンの感染症の事例でもわかるように，私たちの健康は私たちが住む環境に大きく影響される。これは**生態学的健康観（エコヘルス）**と呼ばれるもので，医学が発達する以前は，人々はこの考えに沿って生きてきたと考えられる。プラネタリーヘルスはその規模を地球スケールにしたものだといえる。地球への負荷を少なくし，地球の限界の範囲内で生活するという観点が今後は求められる。

　地球の限界の範囲内でどのように経済活動を続けていくかについて検討したものとして，**ドーナッツ経済（学）**が挙げられる（図9-2）。ドーナッツ経済は環境負荷を超過せずに公正な社会をつくり，不足に苦しむ人々を救うことを目指すもので，経済的発展のみを目標とする経済学ではない。このようなドーナッツ経済学の思想がSDGsにもプラネタリーヘルスにも求められている。それは，プラネタリーヘルス時代の社会的な保護（social protection）としての社会保障システムでもある。日本では介護保険の導入により老人の保護にある程度成功したといえるが，それを家族政策として，若い世代，次世代まで展開することが求められている。そして，そのような制度が世界で展開されることが必要となっている。

4.3　日本の国際協力：開発協力大綱，国際協力機構（JICA）

　戦後の日本の国際協力の発展を表9-6に示した。大綱とは日本政府が各政策分野の基

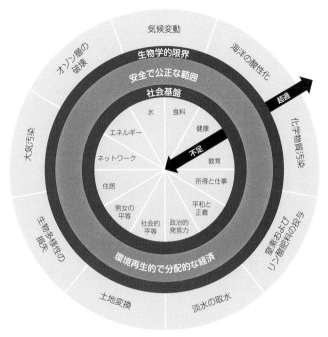

図9-2　ドーナッツ経済のモデル

※地球の境界（外部）にでることもなく（超過），内部で不足に苦しむこともなく，
　すべての人が緑の部分で生きられるような安全で公正な社会をつくる。

出典）Kate Raworth（Wikimedia），Creative Commons, license CC BY-SA 4.0

本方針・指針として閣議決定するものである。国際協力に関しては**政府開発援助**（ODA：official development assistance）大綱あるいは開発協力大綱として閣議決定されてきた。最新の大綱は，ロシアのウクライナ侵略や中国の台頭を念頭に，①気候変動や感染症等の地球規模課題の深刻化，②自由で開かれた国際秩序への挑戦と分断リスクの深刻化，③これらと連動した途上国の人道危機等の複合的危機，に直面しているとし，1）平和と繁栄への貢献（非軍事的協力の堅持），2）新しい時代の人間の安全保障，3）対話と協働を通じた社会的価値の共創，4）包摂性，透明性，公正性に基づく国際的ルール・指針の普及と実践の主導，を基本方針としている。時代とともに国際協力のあり方や内容が変化し，国際保健，グローバルヘルス，プラネタリーヘルス分野での国際協力もその影響下にある。

　国際協力の実務は，**国際協力機構**（JICA：Japan International Cooperation Agency）が主に担っている。1974年に外務省の外郭団体である国際協力事業団として発足し，2008年には国際協力銀行の海外経済協力業務を統合して，円借款，無償資金協力，技術協力を一元的に担う世界最大規模の2国間援助機関となった。技術協力，有償資金協力，無償資金協力，市民の国際協力活動への支援，移住者支援，日系社会支援，国際緊急援助，開発人材の養成と確保，調査・研究等を広く実施している。近年では，外国人共生の取り組みや，JICA開発大学院連携，中小企業・SDGsビジネス支援事業にも力を入れてる。日本の開発協力は日本国民所得の約0.3％となっている（世界目標は0.7％）。2国間のODA額

表 9-6 日本の国際協力の発展（ODA 大綱，開発協力大綱等）

1）大綱以前
・国是としての平和主義 ・1954 年 コロンボ・プラン（技術協力によるアジア太平洋地域の開発促進の国際機関）へ参加 ・1970 年代から中期目標を設定し展開。オイルショック→経済安全保障・総合安全保障 ・1980 年代の構造調整（借款等）。日米貿易摩擦。ODA・円借款への批判
2）1992 年 政府開発援助大綱（ODA 大綱）
・冷戦終了による国際環境の変化。援助理念と国際貢献・国際協調の明確化。平和（反軍事）主義 ・行政裁量確保（閣議決定の大綱形式。国際協力基本法案を施行せず） ・人間開発，BHN（basic human needs）への支援（1989，1993〜2000 年まで日本は援助額が世界 1 位）
3）2003 年 政府開発援助大綱（ODA 大綱）改定
・経済停滞と ODA 消極論。量から質への転換。説明責任と国益追求の明示 ・ユーゴスラビア内戦と 9.11 同時多発テロ→平和構築。自助努力支援 ・人間の安全保障：貧困対策，社会開発，環境保全，HIV/AIDS 対策等（MDGs） ・被援助国や国際機関の開発戦略との整合性
4）2015 年 開発協力大綱（ODA 以外の公的資金や民間企業・団体の資金も含めた方針とする）
・SDGs の目標設定と達成に中国の台頭への対応。国益の明記（2013 年の国家安全保障戦略と連動） ・インフラ・経済成長，人間開発，平和構築，地球規模課題への貢献。外交政策手段としての国際協力
5）2023 年 開発協力大綱改定（2022 年の国家安全保障戦略と連動）
・複合的危機の時代。ODA をはじめとする国際協力の戦略的な活用（国益）を明記 （新型コロナウイルス感染症，ロシアのウクライナ侵略，気候危機，サイバーテロ，経済安全保障） ・2019 年は OECD 諸国の中で援助額 4 位

出典）渡邉松男：変化する環境と日本の援助政策—二つの政府開発援助大綱の策定から，国際協力機構 日本の開発協力の歴史 No.4，2019.

が多い分野は，道路や鉄道，港の整備，電力などエネルギー関係，上下水道設備などの水と衛生とインフラ（経済社会基盤）整備が多く，教育は 3.4%，保健は 2.8% となっている（2018年）。世界は多極化し，国連ではグローバルサウスと呼ばれる新興国，低中所得国の発言力が増している。複雑な世界情勢の中で，限られた予算でいかに人々の健康増進を進めるかが課題となる。開発協力大綱は日本の強みを生かした開発協力を掲げている。長寿，健康寿命の長さ，肥満率の低さ，優れた国民皆保険制度・介護制度などは日本が世界に誇る強みであり，それが世界に広がるように若い人たちの活躍に期待したい。

参考資料

・永田尚見：流行病の国際的コントロール—国際衛生会議の研究，国際書院，2010.
・安田佳代：国際政治のなかの国際保健事業—国際連盟保健機関から世界保健機関，ユニセフへ，ミネルヴァ書房，2014.
・長崎大学監訳，河野茂総監修：プラネタリーヘルス—私たちと地球の未来のために，丸善出版，2022.
・SDGs 推進本部：SDGs アクションプラン 2021，2020.
　https://www.mofa.go.jp/mofaj/gaiko/oda/sdgs/pdf/SDGs_Action_Plan_2021.pdf

・国際連合（訳：日本政府）：持続可能な開発のための 2030 アジェンダ，2015.

　https://ja.wikisource.org/wiki/持続可能な開発のための 2030 アジェンダ

・原田哲志：2023 年の SDGs 達成度ランキング，日本は 21 位日本の取組みの現状と課題を学ぼ

　う，2023.

　https://www.nissay.co.jp/enjoy/keizai/163.html

・国際協力機構　緒方貞子平和開発研究所ホームページ.

　https://www.jica.go.jp/jica_ri/

索 引

■ 監修者　　　　　　　　　　　　　　　　　　　　　　（執筆担当）

香川　靖雄　女子栄養大学副学長　　　　　　　　　第1章，第5章1～3

■ 編著者

松本　泉美　畿央大学健康科学部教授　　　　　　　第6章1・2(2.2・2.3・2.5・2.6)
　　　　　　　　　　　　　　　　　　　　　　　　第7章1～4・6(6.2・6.3・6.5・6.6)

吉澤　剛士　十文字学園女子大学人間生活学部教授　第7章5，第8章

■ 著者（五十音順）

金子　嘉徳　女子栄養大学栄養学部教授　　　　　　第4章1～5

髙橋　将記　東京工業大学リベラルアーツ研究教育院准教授　第3章

谷澤　薫平　早稲田大学スポーツ科学学術院准教授　第4章6

根津　智子　畿央大学健康科学部教授　　　　　　　第5章4，第6章2(2.1・2.4・2.7・2.8)・3
　　　　　　　　　　　　　　　　　　　　　　　　第7章6(6.1・6.4・6.7)

福本　貴彦　畿央大学健康科学部教授　　　　　　　第7章7(6.3(4))

文　　鐘聲　畿央大学健康科学部教授　　　　　　　第2章

門司　和彦　長崎大学熱帯医学・グローバルヘルス研究科教授　第9章

栄養・スポーツ・保健分野のための
健康管理概論

2024年（令和6年）4月1日　初版発行

　　　　　　監修者　香　川　靖　雄
　　　　　　編著者　松　本　泉　美
　　　　　　　　　　吉　澤　剛　士

　　　　　　発行者　筑　紫　和　男

　　　　　　発行所　株式会社 建　帛　社
　　　　　　　　　　　　　　 KENPAKUSHA

〒112-0011 東京都文京区千石4丁目2番15号
　　　　　　T E L （03）3944-2611
　　　　　　F A X （03）3946-4377
　　　　　　https://www.kenpakusha.co.jp/

ISBN 978-4-7679-0758-1　C3047　　　　　　教文堂／愛千製本所
©香川靖雄・松本泉美・吉澤剛士ほか，2024.　　　Printed in Japan
（定価はカバーに表示してあります）